Língua de sinais brasileira

SOBRE AS AUTORAS

Ronice Müller de Quadros é ouvinte, pedagoga, mestre e doutora em Lingüística, professora e pesquisadora na UFSC/EED/Nucleind, coordenadora do Grupo de Estudos Surdos – GES, consultora em cursos de formação de professores para surdos e intérpretes de língua de sinais. ronice@ced.ufsc.br

Lodenir Becker Karnopp é mestre e doutora em Lingüística, professora e pesquisadora da Universidade Luterana do Brasil (ULBRA). Atua na área de lingüística das línguas de sinais e educação de surdos.

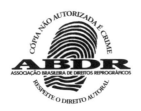

Q1I   Quadros, Ronice Müller de
       Língua de sinais brasileira: estudos lingüísticos /
    Ronice Müller de Quadros e Lodenir Becker Karnopp.
    – Porto Alegre : Artmed, 2004.
       224 p. : il. ; 23 cm.

       ISBN 978-85-363-0308-6

       1. Lingüística – Língua de sinais – Surdos – Brasil.
    I. Karnopp, Lodenir Becker. II. Título.

       CDU   81'221.24(81)

Catalogação na publicação: Mônica Ballejo Canto – CRB 10/1023

Língua de sinais brasileira

Estudos lingüísticos

**Ronice Müller de Quadros
Lodenir Becker Karnopp**

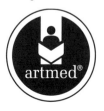

© Artmed Editora S.A., 2004

Capa
Mário Röhnelt

Preparação do original
Simone Dias Marques

Leitura Final
Joana Jurema Silva da Silva

Supervisão editorial
Mônica Ballejo Canto

Projeto e editoração
Armazém Digital Editoração Eletrônica – rcmv

Reservados todos os direitos de publicação, em língua portuguesa, à
ARTMED® EDITORA S.A.
Av. Jerônimo de Ornelas, 670 - Santana
90040-340 Porto Alegre RS
Fone (51) 3027-7000 Fax (51) 3027-7070

É proibida a duplicação ou reprodução deste volume, no todo ou em parte, sob
quaisquer formas ou por quaisquer meios (eletrônico, mecânico, gravação, fotocópia,
distribuição na Web e outros), sem permissão expressa da Editora.

SÃO PAULO
Av. Angélica, 1091 - Higienópolis
01227-100 São Paulo SP
Fone (11) 3665-1100 Fax (11) 3667-1333

SAC 0800 703-3444

IMPRESSO NO BRASIL
PRINTED IN BRAZIL

Às nossas filhas
Raquel e Martina
que desde que foram concebidas trilharam
esta caminhada em parceria conosco.

AGRADECIMENTOS

Nós, Ronice e Lodenir, trabalhamos muito na elaboração deste livro e gostaríamos de agradecer especialmente àqueles que participaram diretamente do seu processo de construção: Gisele Rangel, Leonardo Kerkhoven, Deonísio Schmitt e Antônio Carlos Cardoso Alves.

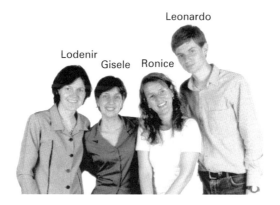

Não podemos deixar de agradecer aos nossos "gurus", Regina Lamprecht, Jorge Campos da Costa, Diane Lillo-Martin e Harry van der Hulst, às pessoas surdas que nos ensinaram a língua de sinais brasileira e, também, aos grupos de estudos surdos: GT Linguagem e Surdez (ANPOLL), Núcleo de Pesquisas em Políticas Educacionais para Surdos (NUPPES/UFRGS), Grupo de Estudos Surdos (GES/UFSC), Curso de Letras e PPGEdu da Universidade Luterana do Brasil (ULBRA), que possibilitaram trocas durante a realização das nossas pesquisas. Também precisamos fazer um agradecimento especial aos nossos familiares, principalmente a nossos pais, irmãos e nossos carinhosos e pacientes maridos, Delamar Negri Weber Júnior e Eldo Edgar Karnopp. Sem eles este livro não teria se tornado realidade. Ainda gostaríamos de agradecer às agências de fomento à pesquisa CAPES, CNPq e FAPERGS, que vêm apoiando nossas investigações. E é claro, gostaríamos de agradecer à Artmed Editora por apostar neste trabalho.

PREFÁCIO

REGINA MARIA DE SOUZA[1]

> – Qu' aimes-tu donc, étranger? J'aime les nuages....
> les nuages qui passent...
> *là bas...les merveilleux nuages*!
> (Charles Baudelaire)[2]

POR UMA APRESENTAÇÃO POSSÍVEL

Estudar uma língua é sempre ter que se haver com as questões inquietantes que a linguagem, aqui grafada como hiperônimo, nos coloca. É ter que enfrentar seus mistérios, arcar com as perguntas que cada uma das explicações que esboçamos sobre ela faz esgarçar. Se escutarmos o murmúrio de tais incertezas, não há como não nos deixarmos afetar pelas interpelações que nos fazem, ora sobre o que nossos saberes ajudam a endossar ou fabricar (e os poderes que exercem), ora sobre as idealizações que fazemos ao nos apoiarmos em uma versão teórica particular sobre *isso*, que escapa à nossa completa assimilação, e que, abstratamente, chamamos "linguagem".

Isso sempre nos coloca em uma certa posição de *estrangeiridade* tanto *em relação a nós mesmos*, pois, no limite, apenas podemos nutrir a ilusão de que sabemos o que falamos, como *em relação ao outro,* cuja fala, embora possa nos

---

[1]Mestre em Psicologia Clínica (PUCCAMP). Doutora em Lingüística (UNICAMP). Professora de Psicologia e Chefe do Departamento de Psicologia Educacional na Faculdade de Educação da UNICAMP.

[2]Devo a epígrafe dessa apresentação ao amigo Carlos R. Luis (Argentina: UBA). Agradeço a Milton José de Almeida (Brasil: UNICAMP) pelas conversas argutas sobre as *nuvens*.

"– Do que gostas, então, estrangeiro? Gosto das nuvens...

– das nuvens que passam...

– ao longe... as maravilhosas nuvens!" (Charles Baudelaire)

X PREFÁCIO

parecer inteligível, reveste-se, sempre, com o manto da opacidade: túnica fina que nos interdita possuí-la em sua nudez absoluta.

Diante dessa adorável musa, que nos faz amantes sem se nos dar inteira, sem nos prometer fidelidade (faz-nos falar, muitas vezes, o que tentamos, em vão, fazer calar), a ela nos rendemos, entorpecidos, tal como o estrangeiro de Baudelaire se *deleita* com a contemplação das maravilhosas nuvens que passam. Linguagem que, ao tomar nossos corpos, se torna, também, nosso principal (de)leite; alimento materno que nos talha humanos, que grafa, em cada uma de nossas células, a letra que nos inscreve no universo simbólico que (con)forma qualquer comunidade humana.

Foi com certa fascinação pelo tema que me aproximei do livro que Ronice e Lodenir nos entregam à leitura. Como estrangeira, fui admirando o desfiar das descrições e das análises que fizeram sobre a língua de sinais brasileira, algumas vezes, colocada ora em contraste, ora em simetria, com a *American Sign Language*. Em cada uma das páginas desta obra, constata-se o notável e sério empreendimento das autoras em nos fazer entrever os contornos de uma língua cujos fios fazem tecer identidades surdas. Ocuparam-se, ambas, de modo competente, em apontar seus aspectos fonológicos, morfológicos e sintáticos.

Todavia, antes mesmo de partirem para essa odisséia, logo no primeiro capítulo, reconheceram a dificuldade que tiveram na tradução e transcrição dos sinais. Justamente elas que, certamente, estão entre as/os melhores tradutoras/es da língua de sinais brasileira em nosso País. Vale apontar, entretanto, que Ronice conta com uma situação singular em relação a eles/elas: além de doutora em lingüística (sintaticista), de ter realizado investigações e publicado em parceria com pesquisadores reconhecidos internacionalmente, como Diane Lillo-Martin, é filha de surdos e, portanto, teve a língua brasileira de sinais como seu primeiro (de)leitamento materno. Ainda assim, admitiu ter também se envergado com os sopros dos ventos produzidos pelas mãos que lhe sinalizavam. Sinais da surda Gisele, fotografados com rigoroso cuidado técnico, a fim de que o leitor possa ter idéia dos rápidos movimentos de corpo e mãos que cada sinal faz aparecer e desaparecer – feito uma nuvem que se contorce... *là bas*....

Todo o livro exala o aroma de um trabalho feito a muitas mãos, dentre elas, as de Lodenir. Como Ronice, Lodenir é lingüista, no entanto, distinta da colega, sua área de especialização é a da fonologia, com trabalhos publicados dentro e fora do Brasil. Juntas, Lodenir e Ronice orquestram um time de primeiríssima linha composto por Antônio, Deonísio, Leonardo e pela Gisele, já mencionada. O resultado é uma obra que captura o leitor, não apenas pelas análises e explicações cuidadosas, mas também por servir de sustentação a uma das mais provocativas e instigantes abordagens da lingüística, a saber, a perspectiva chomskiana.

O próprio Chomsky reconheceu, no livro *Diálogos com Mitsou Ronat,*[3] que uma de suas principais preocupações era o estudo do que chamou de "gramática universal". Definiu-a como o conjunto dos princípios que caracterizaria a classe das gramáticas possíveis e que preconizaria: os modos pelos quais as gramáticas particulares são organizadas, as regras de seus componentes e as relações que poderiam estabelecer entre si, as possibilidades formais de interação entre elas, etc. Dito de outro modo, Chomsky circunscreveu claramente seu objeto: a competência lingüística. E por que não também a performance? – perguntou-lhe Ronat. Chomsky, de modo humilde e brincalhão, respondeu-lhe que não teria, talvez, competência para fazer face a esses dois aspectos simultaneamente. Ou como ele mesmo nos advertiu:

> (...) devemos admitir que nossa compreensão de fenômenos não triviais é sempre extremamente limitada. Se isto é verdadeiro para a Física, é mais verdadeiro ainda para a Lingüística. *Compreendemos fragmentos de real, e podemos estar certos de que toda hipótese interessante e significativa só será parcialmente verdadeira* (...) (p. 173, grifo do autor)

Deixando vazar essa mesma humildade, a presente obra se entrega ao leitor e, ao fazê-lo, demarca um caminho possível de estudo das línguas e, dentre elas, as de sinais. Com as palavras que deixaram repousadas em cada página deste livro, as autoras nos instigam a penetrar no enevoado e encantador mundo da língua(gem).

Com profunda reverência pelos ensinamentos que Ronice e Lodenir me franquearam, aproveito para expressar a honra carinhosa que senti por ter sido escolhida para prefaciá-lo. Entrego-o, assim, neste momento, ao deleite de outros leitores.

---

[3]Chomsky, N. *Diálogos com Mitsou Ronat*. São Paulo: Cultrix, s.d. (Editado em francês pela Flammarion, 1977.)

SUMÁRIO

Prefácio ix
Regina Maria de Souza

1. A lingüística e a língua de sinais brasileira 15
O que é lingüística 15
Áreas da lingüística 17
    Fonética e fonologia 17
    Morfologia 19
    Sintaxe 20
    Semântica 21
    Pragmática 22
    Interfaces da lingüística 23
O que são línguas naturais? 24
    Flexibilidade e versatilidade 25
    Arbitrariedade 26
    Descontinuidade 26
    Criatividade/produtividade 26
    Dupla articulação 27
    Padrão 27
    Dependência estrutural 28
    Linguagem humana *versus* comunicação animal 28
    Origem e função da linguagem 29
A língua de sinais brasileira como língua natural 29
Ilustrações em sinais, transcrição e tradução 37
    Sistema de Transcrição de Sinais 38

2. Fonologia das línguas de sinais 47
Introdução 47
Organização fonológica das línguas de sinais 47

14 SUMÁRIO

Estudo sobre a fonologia da língua de sinais brasileira 51
   Pares mínimos da língua de sinais brasileira 52
   Configurações de mão (CM) 53
   Movimento (M) 54
   Locação (L) 56
   Orientação da mão (Or) 59
   Expressões não-manuais (ENM) 60
Comparação entre línguas de sinais e línguas orais 61
Fonologia da dependência nas línguas de sinais 65
   Análise de configurações de mão 66
A seqüencialidade nas línguas de sinais 74
Restrições na formação de sinais 78
Conclusão 80

3. **Morfologia das línguas de sinais** 81
Diferença entre fonologia e morfologia 81
Morfologia 85
O léxico da língua de sinais brasileira 88
Processos de formação de palavras 94
   Derivação nas línguas de sinais 95
   Flexão nas línguas de sinais 111

4. **A sintaxe espacial** 127
A ordem básica da frase 133
   A ordem da frase na língua de sinais brasileira 139
Os dois tipos de verbos e o auxiliar:
   repercussões na estrutura da frase 156
A formação da frase com foco 170
A formação de interrogativas 185
O comportamento dos verbos e a questão da concordância 199
   Os verbos sem concordância 201
   Os verbos com concordância 201
   Os verbos "manuais" 204

Conclusão 213
Referências bibliográficas 215

1

A LINGÜÍSTICA E A LÍNGUA DE SINAIS BRASILEIRA

"A lingüística tem por único e verdadeiro objeto
a língua encarada em si mesma e por si mesma."
(Ferdinand Saussure)

O QUE É LINGÜÍSTICA?

A lingüística é o estudo científico das línguas naturais e humanas. As línguas naturais podem ser entendidas como arbitrária e/ou como algo que nasce com o homem. Essas duas correntes estão relacionadas aos pensamentos filosóficos que se originaram com Platão e Aristóteles. Este último era naturalista quanto às proposições e convencionalista quanto às palavras, pois considerava que as coisas eram infinitas e as palavras eram finitamente determinadas pelos seres humanos. Nesse sentido, a lingüística estruturalista se desenvolveu (Saussure, 1916).[1]

Por outro lado, Platão era naturalista quanto às palavras, assumindo que a linguagem nasce com o homem. Daí surge o famoso "Problema de Platão", amplamente discutido nas versões mais atuais da lingüística: como sabemos tanto diante de tão pouca evidência? De forma ainda mais específica, como uma criança com tão pouca informação em tão pouco tempo é capaz de produzir a complexidade das línguas? Buscar saber sobre os princípios que constituem a faculdade da linguagem humana, possibilita o avanço em direção à solução do "Problema de Platão". Faculdade da linguagem deve ser entendida aqui como um componente da mente humana. A natureza dessa faculdade é o objeto da teoria da estrutura lingüística que objetiva descobrir os princípios e os elementos comuns das línguas humanas. Essa teoria é chamada de gramática universal – GU. A GU é uma caracterização com princípios biologicamen-

---

[1]Lingüística estruturalista – a ciência da linguagem – trata a língua como a essência da linguagem. A língua é o conjunto de signos abstratos presentes na mente como resultado da história cultural e como conseqüência da prática social.

te determinados da faculdade da linguagem. Nesse sentido, desenvolveram-se os estudos da lingüística gerativa (Chomsky, 1957).[2]

A lingüística está voltada prioritariamente para a explicação dos fatos lingüísticos. Nesse sentido, observa-se uma tensão entre a descrição das línguas e a explicação dos fatos comuns que subjazem à realização de tais línguas. A explicação constitui o desafio maior da teoria que se defronta com a complexidade e a criatividade da linguagem humana. A lingüística busca desvendar os princípios independentes da lógica e da informação que determinam a linguagem humana. Tais princípios são o que há de comum nos seres humanos que possibilitam a realização das diferentes línguas. Portanto, nesse sentido, a teoria lingüística extrapola as questões do uso.

A área da lingüística está crescendo como área de estudo, apresentando impacto nas áreas voltadas para educação, antropologia, sociologia, psicologia cognitiva, ensino de línguas, filosofia, informática, neurologia e inteligência artificial. Considerando tais áreas, o desenvolvimento de pesquisas em comunicação e o estudo do funcionamento dos processos cognitivos são alvos de investigação que desafiam os pesquisadores. Apesar disso, muitas pessoas desconhecem a área da lingüística, relacionando-a ao uso de diferentes línguas ou gramáticas normativas. Na verdade, lingüística é a área que se preocupa com a natureza da linguagem e da comunicação. Desvendar a complexidade da linguagem humana e todas as formas criativas da comunicação fascinam os investigadores da área. A lingüística é uma ciência que busca respostas para problemas essenciais relacionados à linguagem que precisam ser explicados: Qual a natureza da linguagem humana? Como a comunicação se constitui? Quais os princípios que determinam a habilidade dos seres humanos em produzir e compreender a linguagem? A lingüística desmembra tais questões com a finalidade de explicar os problemas e elaborar uma teoria da linguagem humana e uma teoria da comunicação.

A lingüística parte de pressupostos básicos que determinam as investigações. Um dos mais importantes pressupostos assumido neste livro é o de que a linguagem é restringida por determinados princípios (regras) que fazem parte do conhecimento humano e determinam a produção oral ou visuoespacial, dependendo da modalidade das línguas (falada ou sinalizada), da formação das palavras, da construção das sentenças e da construção dos textos. Os princípios expressam as generalizações e as regularidades da linguagem humana nesses diferentes níveis.

Outro pressuposto básico dos estudos lingüísticos aqui considerando constitui a universalidade de tais princípios, ou seja, as investigações de aspectos específicos de cada língua revelam as características da linguagem humana. Portanto,

---

[2]Lingüística gerativa – estudo dos princípios que regem a linguagem – detém-se na identificação dos universais lingüísticos e na explicação da natureza mental da língua humana. A língua, nessa concepção, apresenta a função preponderante de ser a "expressão do pensamento".

LÍNGUA DE SINAIS BRASILEIRA **17**

independentemente do estudo de línguas específicas, tais como o inglês, o português, a língua de sinais brasileira, a língua de sinais americana e assim por diante, é possível determinar os princípios universais que regem todas essas línguas e, possivelmente, todas as línguas. Apesar das diferenças entre as línguas, as estruturas apresentam aspectos comuns que interessam às investigações lingüísticas por explicarem a natureza da linguagem humana.

As áreas da lingüística que estudam os vários aspectos da linguagem humana são: a fonologia, a morfologia, a sintaxe, a semântica e a pragmática. Além dessas, originam-se as áreas interdisciplinares, tais como a sociolingüística, a psicolingüística, a lingüística textual e a análise do discurso. A seguir, será apresentada uma introdução às áreas que serão abordadas no presente trabalho.

ÁREAS DA LINGÜÍSTICA

Fonética e fonologia

A fonética é a ciência que estuda os sons como entidades físico-articulatórias isoladas. Tem por objetivo estabelecer um conjunto de traços, ou propriedades, que possam descrever todos os sons utilizados na linguagem humana. Assim, à fonética cabe descrever os sons da linguagem e analisar suas particularidades articulatórias, acústicas e perceptivas.

A fonologia estuda os sons do ponto de vista funcional como elementos que integram um sistema lingüístico determinado. À fonologia cabe estudar as diferenças fônicas intencionais, distintivas, que se vinculam a diferenças de significação e, além disso, estabelecer como se relacionam entre si os elementos de diferenciação e as condições em que se combinam uns com os outros para formar morfemas, palavras e frases (Callou e Leite, 1990, p. 11).

Fonética

A unidade da fonética é o som da fala ou fone, enquanto a unidade da fonologia é o fonema. Os sons produzidos na fala constituem as representações físicas da cadeia de elementos lingüísticos discretos.

Todos os sons articulados se inserem em classes de acordo com as suas propriedades fonéticas ou traços, isto é, de acordo com a forma como são produzidos. Os sons podem ser sonoros ou surdos, orais ou nasais, consoantes, glides ou vogais. As consoantes podem ser caracterizadas não só como labiais, alveolares, palatais, velares, uvulares ou glotais, mas também como fricativas, oclusivas, africadas ou líquidas. As vogais distinguem-se quanto à posição da língua e dos lábios: língua alta, intermediária ou baixa, lábios arredondados ou não-arredondados.

Para a descrição dos sons da fala utiliza-se um alfabeto fonético, em que cada símbolo fonético representa um som. Cada fone pode ser especificado

18 QUADROS & KARNOPP

por um sistema binário de classificação que apresente todos os seus traços fonéticos.

As questões investigadas pela fonética procuram explicar a percepção e a produção dos sons, ou seja: O que se passa no aparelho fonador no momento da fala? Qual o efeito acústico da onda sonora em sua passagem pelo aparelho fonador? Qual a percepção da onda sonora pelo ouvinte?

Fonologia

Os fonemas são segmentos usados para distinguir palavras quanto ao seu significado, através dos traços distintivos. A fonologia busca interpretar os sons da fala (da fonética), tendo como base os sistemas de sons das línguas e os modelos teóricos disponíveis. Cabe à fonologia explicar o porquê de os falantes de alguns dialetos do português brasileiro considerarem como sendo o mesmo som as consoantes da palavra *carta* ['karta] e ['kaRta], muito embora elas tenham pronúncias diferentes, sendo articulatória, acústica e perceptualmente distintas. Assim, enquanto a fonética é basicamente descritiva, a fonologia é explicativa, interpretativa; enquanto a análise fonética se baseia na produção, percepção e transmissão dos sons da fala, a análise fonológica busca o *valor* dos sons em uma língua, ou seja, sua função lingüística (Massini-Cagliari e Cagliari, 2001, p. 106).

Cada língua dispõe de um número determinado de unidades fônicas cuja função é determinar a diferença de significado de uma palavra em relação a uma outra. Por exemplo, a palavra *caça* ['kasa] diferencia-se de *casa* ['kaza] pelo uso de uma fricativa alveolar surda [s] e de uma sonora [z], respectivamente. Esses tipos de unidades como /s/ e /z/, que diferenciam significados e palavras, denominam-se fonemas. Assim, /s/ e /z/ são fonemas em português, por terem esse valor contrastivo, distintivo no sistema lingüístico (Mori, 2001, p. 151). Toda língua possui um número restrito, limitado de sons (fonemas), cuja função é diferenciar o significado de uma palavra em relação à outra. Os fonemas ocorrem em seqüências lineares, combinando-se entre si de acordo com as regras fonológicas de cada língua.

A fonologia inclui restrições nas seqüências de fonemas da língua; é o caso, por exemplo, de em português duas oclusivas não poderem ocorrer juntas em início de palavra; assim, não temos palavras com seqüências de *ppa, *bpa, *tpa.[3]

Cabe salientar que os fonemas não são os sons fonéticos de fato, mas sim construções mentais abstratas que se realizam através de sons pela aplicação de regras fonológicas. Ninguém nos ensina essas regras. E, no entanto, todos os utentes de uma língua conhecem a fonologia da sua língua melhor do que qualquer lingüista que tente descrevê-la. Ao descreverem as regras, os lin-

---

[3]O asterisco marca a agramaticalidade das construções.

güistas recorrem a certos mecanismos formais que permitem melhores generalizações dos processos fonológicos.

Consideraram-se por muito tempo, os fonemas como as unidades básicas da fonologia, no sentido de serem as unidades mínimas e contrastivas que ocorrem numa língua. No entanto, estudos desenvolvidos por Chomsky & Halle (1968), trouxeram evidências de que o fonema seria constituído de um conjunto de propriedades que se realizam simultaneamente. Tais propriedades são denominadas de traços distintivos. Definir os fonemas em termos de traços distintivos é um dos desenvolvimentos importantes da teoria fonológica.

As questões investigadas pela fonologia relacionadas com os traços distintivos são: Quais são esses traços? Quantos traços existem? Será que há traços comuns a todas as línguas? Se esse for o caso, quais seriam os traços universais?

Assim, parte da teoria fonológica investiga o conjunto de traços necessários para descrever os sons/elementos de qualquer língua para, assim, compreender melhor as fonologias das línguas naturais do mundo.

Morfologia

É o estudo da estrutura interna das palavras, ou seja, da combinação entre os elementos que formam as palavras e o estudo das diversas formas que apresentam tais palavras quanto à categoria de número, gênero, tempo e pessoa. Uma das questões que a morfologia busca responder é: O que nós sabemos quando conhecemos uma palavra? Há vários tipos de informações que são necessárias para a identificação e compreensão de uma palavra, por exemplo, a informação fonética/fonológica (dominar a pronúncia, os sons, a seqüência de sons), a informação morfológica (saber como o plural se forma, como o gênero é marcado, perceber as relações entre as palavras), a informação sintática (saber onde a palavra se encaixa na estrutura) e a informação semântica (compreender o/os significado(s) da palavra).

No entanto, nem toda seqüência de sons apresenta um significado específico. Isso sugere, portanto, que há aspectos que independem das informações fonológicas e semânticas na definição da pergunta "o que é a palavra?". Percebe-se que as combinações de sons e de significado são arbitrárias e nem sempre necessárias. Assim sendo, as palavras parecem apresentar por si mesmas estruturas internas que justificam o estudo da morfologia. Intuitivamente, os falantes nativos de uma língua identificam a palavra 'caixa' como uma unidade e 'caixas' como contendo duas unidades significativas: 'caixa + s', ou seja, o substantivo mais a forma do plural. No entanto, algumas vezes as unidades não apresentam um significado específico; por exemplo, em 'receber': 're' e 'ceber'. Apesar de 'ceber' não apresentar um significado por si só, é possível identificar a unidade 'ceber' em outras palavras, tais como em 'conceber' e 'perceber'.

As unidades que formam as palavras chamamos de "morfemas". As palavras podem ser "simples" ou "complexas"; estas requerem a combinação de no mínimo dois morfemas, enquanto aquelas são morfemas independentes que não precisam ser combinados com outros morfemas por apresentarem significado isoladamente. Por exemplo, os morfemas 'in' e 'feliz' que são conjugados para formar a palavra 'infeliz', e o morfema e palavra 'sol', por si só apresenta significado.

Uma das mais interessantes áreas da morfologia é o estudo da origem das palavras, apresentando-se a seguinte questão: Como as palavras são criadas? Diferentes processos formam novas palavras na língua portuguesa, por exemplo, a sufixação (vestibul*ando*, piolh*ento*, vampir*esco*), a prefixação (*des*emprego, *im*popular, *micro*empresa), a composição (seguro-desemprego, vale-refeição, ecoturismo) e a atribuição de novos sentidos às palavras previamente existentes (carro indicava carro de bois no século passado, atualmente indica um automóvel). Menos usados, mas ainda assim importantes são os processos de cruzamentos de palavras (portunhol= *portu*guês + espa*nhol*), formações analógicas (videasta, sobre cineasta), abreviações (proleta, por proletário) entre outros. A formação de palavras observa restrições morfológicas. Assim, de uma dada palavra, há formas específicas para formar outras palavras. Por exemplo, se se quisesse formar um adjetivo da palavra 'portunhol' para evidenciar o caráter ou a feição de uma palavra falada em 'portunhol', seria acrescentado o prefixo 'a' e o sufixo '(z)ada' na seguinte sentença: "A palavra que João usou quando encontrou o argentino Pablo foi aportunholzada". Essa palavra não existe na língua portuguesa, mas se viesse a existir seguiria essa forma, a exemplo de 'aportuguesada', 'americanizada', 'afrancesada'. Os aspectos e processos morfológicos mencionados representam exemplos de princípios (regras) naturais que os seres humanos acessam quando formam novas palavras. A morfologia busca conhecer e explicar tais princípios.

Sintaxe

É o estudo da estrutura da frase, ou seja, da combinação das unidades significativas da frase. A sintaxe trata das funções, das formas e das partes do discurso. É a parte da lingüística que estuda a estrutura interna das sentenças e a relação interna entre as suas partes. Os seres humanos são capazes de compreender e produzir um número infinito de sentenças que jamais foram produzidas em outro momento. Obviamente, não há uma lista de todas as sentenças possíveis à disposição de cada falante em uma determinada língua. O que há é uma estrutura que acomoda infinitas combinações de palavras em um número finito de possibilidades. Nesse sentido, a sintaxe combina as palavras de forma recursiva observando restrições impostas por princípios que a determinam.

Uma das questões que os estudos em sintaxe buscam responder é a seguinte: O que o utente de uma língua conhece para poder compreender e produzir um número infinito de sentenças? Pode-se dizer que o conhecimento lingüístico dos seres humanos caracteriza-se pela existência de uma gramática que apresenta um conjunto finito de princípios (regras) que possibilitam a compreensão e produção de um número infinito de combinações em uma determinada língua. Tais princípios são comuns a todos os seres humanos captando, portanto, as regularidades das línguas. Dessa forma, as variações fogem do âmbito da sintaxe, uma vez que são determinadas pelo léxico e por outros fatores. Ainda quanto ao conhecimento lingüístico, há uma distinção entre os tipos de conhecimentos que os seres humanos dispõem (Chomsky, 1965), ou seja, o conhecimento para a linguagem é chamado de "competência", que se diferencia do uso da língua em si, chamado de "desempenho". O uso, o desempenho, caracteriza-se pela variação, por isso existem milhares de línguas diferentes produzidas no mundo. Apesar de tais variações, a competência para a linguagem dos seres humanos é a mesma. Essa competência é que permite aos seres humanos fazer julgamentos sobre a formação das sentenças. Por exemplo, qualquer pessoa que domine o português terá condições de julgar a gramaticalidade das seguintes sentenças:

a) João gosta muito de Maria.
b) *João de muito Maria gosta.

A primeira será julgada como gramatical por quaisquer utentes do português brasileiro, enquanto a segunda será descartada. Para esse julgamento não é necessário conhecer a gramática do português, sendo suficiente a competência dos falantes de português. Na definição inicial de sintaxe apresentada, o termo estrutura foi mencionado. Estrutura sintática envolve restrições que se aplicam às sentenças de uma língua para que ela seja organizada de uma determinada maneira. Por exemplo, as línguas apresentam certas restrições que determinam a ordem das palavras em uma sentença. No português e na língua de sinais brasileira, a ordem básica das sentenças é sujeito-verbo-objeto. Isso não significa que essa ordem não possa ser mudada, apenas que ela existe como elemento da estrutura sintática dessas línguas. As mudanças nessa ordem apresentam razões específicas e vão observar restrições para serem acomodadas diferentemente.

Há várias propriedades da estrutura sintática que determinam a forma das sentenças nas línguas. Tais propriedades são determinadas por princípios lingüísticos mais gerais.

Semântica

É o estudo do significado da palavra e da sentença. A semântica trata da natureza, da função e do uso dos significados determinados ou pressupostos. É a parte da lingüística que estuda a natureza do significado individual das

22 QUADROS & KARNOPP

palavras e do agrupamento das palavras nas sentenças, que pode apresentar variações regionais e sociais nos diferentes dialetos de uma língua. Para além desse tipo de significado, há aquele do utente da língua que pode incluir o literal e o não-literal das expressões (casos de ironias e metáforas, por exemplo). Apesar dessas variações, existem limites nos significados de cada expressão, ou seja, os utentes não podem usar as expressões para significar o que bem entendem. Se fizerem isso, provavelmente serão mal-interpretados ou não-compreendidos. Portanto, o "significado" ou "significados" de uma expressão lingüística apresentam características comuns compartilhadas entre os utentes de uma língua. Uma descrição semântica poderá ser feita ao nível da palavra, da frase e, ainda, do discurso. "Ambigüidade" no significado pode ser descrita em todos os níveis. Por exemplo, no nível lexical, a palavra 'manga' pode significar uma parte do vestuário ou uma fruta. No nível da frase, há a ambigüidade estrutural, em que uma sentença do tipo 'O João disse a Pedro que sua mulher foi para o hospital', apresenta dois significados possíveis: 'sua mulher' refere à mulher de Pedro ou à mulher de João. No nível do discurso, os termos referenciais como 'ele', 'essa', 'seu' podem ser ambíguos. A habilidade dos seres humanos de identificar e evitar a ambigüidade é uma das questões que a semântica investiga.

No nível da palavra, há a antonímia e a sinonímia, entre outros aspectos analisados pela semântica. Assim, as oposições observadas entre pares de palavras como 'bonito' e 'feio', 'quente' e 'frio', bem como as similaridades que aproximam o significado de diferentes palavras, tais como 'belo' e 'bonito', são exemplos de antonímia e sinonímia, respectivamente. Os traços que identificam cada palavra parecem coincidir ou não, provocando tais aproximações e oposições entre os significados de diferentes palavras. A semântica busca conhecer e definir tais traços. As sentenças também podem ser consideradas sinônimas. Por exemplo: 'O assaltante atacou o João' e 'O João foi atacado pelo assaltante' apresentam significados equivalentes. Enfim, a semântica busca desvendar as propriedades do significado nos diferentes níveis de expressão.

Pragmática

É o estudo da linguagem em uso (contexto) e dos princípios de comunicação. Essa definição é considerada tradicional; no entanto, vale registrar que há várias tendências ao definir-se a área de pragmática. Levinson (1983) aborda algumas definições dadas à pragmática. Para o objetivo deste livro, apresentou-se a definição acima e foram feitas algumas considerações mencionadas por esse autor. A pragmática envolve as relações entre a linguagem e o contexto. É uma área que inclui os estudos da dêixis (utilização de elementos da linguagem através da demonstração – indicação –, que envolve basicamente os pronomes), das pressuposições (inferências e antecipações com base no que foi dito), dos atos de fala (como se organizam os atos de fala e quais as condições que observam), das implicaturas (as coisas que estão subentendidas nas entrelinhas, incluindo o significado que não foi dito explicitamente) e dos aspectos da estrutura conversacional (a estrutura das conversas entre duas ou mais pessoas e a organização da tomada de turnos durante a conversação). Um exemplo de implicatura seria o seguinte:

a) – Você tem horas?
   – Nove e trinta.

Ninguém responde a pergunta em (a) com um 'sim', mas com a hora. Isso acontece porque os falantes implicam que ao ser realizada tal pergunta quer-se obter a informação referente à hora e não ao fato de ter ou não o relógio. Esse é um exemplo de como o significado ultrapassa as fronteiras do que realmente foi dito.

Um exemplo de pressuposição pode ser o seguinte: 'João morreu num acidente de carro'. Essa informação pressupõe que 'João um dia estava vivo', apesar de isso não estar dito explicitamente. A pragmática busca desvendar as estratégias, as formas, as intuições e as estruturas que são acionadas pelos utentes ao usarem a língua.

Interfaces da lingüística

Neste ponto são apresentadas as interfaces da lingüística com outras ciências e domínios que extrapolam os domínios da lingüística como ciência que se detém ao sistema da faculdade da linguagem de forma mais abstrata. Na interdisciplinaridade, surge a oportunidade de explorar aspectos da linguagem que envolvem outros módulos da mente humana e, por isso, tornam-se tão complexos e ricos. A exemplo disso, há a sociolingüística, a psicolingüística, a lingüística textual e a análise do discurso. A primeira envolve o estudo das variações lingüísticas geográficas, sociais e estilísticas. A psicolingüística é o estudo da realidade lingüística da criança em diferentes estágios, oferecendo pistas sobre a organização interna e sobre os processos mentais relacionados à linguagem. A lingüística textual e a análise do discurso estudam os mecanismos internos e externos do texto e do discurso que determinam a forma destes, analisam as relações entre as frases e entre os textos. Tais interfaces representam áreas de grande interesse, uma vez que apresentam repercussões aplicadas às ciências humanas.

Ao longo do presente livro, será abordada cada uma das áreas da lingüística, considerando os estudos das línguas de sinais, tais como a língua de sinais americana (ASL) e a língua de sinais brasileira.

Ainda relacionado ao objetivo do presente capítulo, a seção seguinte apresenta uma série de definições de língua, bem como uma discussão a respeito

O QUE SÃO LÍNGUAS NATURAIS?

das propriedades das línguas naturais, situando a seguir as línguas de sinais como línguas naturais.

O QUE SÃO LÍNGUAS NATURAIS?

Viu-se até agora que a lingüística pode ser definida como o estudo científico da língua natural humana – uma ciência que descreve línguas em todos os seus aspectos e formula teorias de como elas funcionam. Mas, o que exatamente é língua? Qual a diferença entre língua e linguagem? As pessoas freqüentemente usam a palavra linguagem em uma variedade de sentidos: linguagem musical, linguagem corporal, linguagem das abelhas, entre outras possibilidades. Este livro, entretanto, utiliza essa palavra para significar o sistema lingüístico que é geneticamente determinado para desenvolver-se nos humanos. Os seres humanos podem utilizar uma língua de acordo com a modalidade de percepção e produção desta: modalidade oral-auditiva (português, francês, inglês, etc.) ou modalidade visuoespacial (língua de sinais brasileira, língua de sinais americana, língua de sinais francesa, etc.).

Mas como definir língua e linguagem? Como distinguir uma língua de outros sistemas de comunicação?

Sabe-se que para o vocábulo inglês *language* encontram-se, no português, dois vocábulos: língua e linguagem. A diferença entre as duas palavras está correlacionada, até certo ponto, com a diferença entre os dois sentidos da palavra inglesa *language*. A palavra linguagem aplica-se não apenas às línguas português, inglês, espanhol, mas a uma série de outros sistemas de comunicação, notação ou cálculo, que são sistemas artificiais e não naturais. Por exemplo, em português, a palavra linguagem é usada com referência à linguagem em geral, e a palavra língua aplica-se às diferentes línguas. O vocábulo linguagem, em português, é mais abrangente que o vocábulo língua, não só porque é usado para se referir às linguagens em geral, mas também porque é aplicado aos sistemas de comunicação, sejam naturais ou artificiais, humanos ou não.

O lingüista, a princípio, lida com as línguas naturais. Para Lyons (1987), a pergunta "o que é língua e linguagem?" traz em si a pressuposição de que cada uma das milhares de línguas naturais, reconhecidamente distintas, é um caso específico de algo mais geral. O que o lingüista quer saber é se as línguas naturais, todas, possuem em comum algo que não pertença a outros sistemas de comunicação, humano ou não, de tal forma que seja correto aplicar a cada uma delas a palavra "língua", negando-se a aplicação deste termo a outros sistemas de comunicação.

Uma breve revisão da literatura permite encontrar uma série de definições de língua. Tais definições fornecem subsídios para a indicação de propriedades consideradas pela lingüística essenciais às línguas naturais. Saussure (1995, p. 17) coloca que "língua não se confunde com linguagem: é somente uma parte determinada, essencial dela, indubitavelmente. É, ao mesmo tempo, um produto social da faculdade de linguagem e um conjunto de convenções necessárias, adotadas pelo corpo social para permitir o exercício dessa faculdade nos indivíduos". Bloch e Trager (1942, p. 5) afirmam que "uma língua é um sistema de símbolos vocais arbitrários por meio do qual um grupo social co-opera". Para Hall (1968, p. 158) a língua(gem) é "a instituição pela qual os humanos se comunicam e interagem uns com os outros por meio de símbolos arbitrários orais-auditivos habitualmente utilizados". Bloch e Trager (1942) e Hall (1968) aplicam a definição de língua somente às línguas orais-auditivas. Robins (1979a, p. 9-14) lista e discute uma série de fatos mais salientes dos quais se deve dar conta em qualquer teoria da linguagem. Em edições posteriores, o autor ressalta que as línguas são "sistemas de símbolos (...) quase totalmente baseados em convenções puras ou arbitrárias", enfatizando contudo sua flexibilidade e adaptabilidade. Chomsky (1957, p. 13) coloca: "Doravante considerarei uma língua(gem) como um conjunto (finito ou infinito) de sentenças, cada uma finita em comprimento e construída a partir de um conjunto finito de elementos." Para Chomsky (1986), o conceito de língua pode ser analisado considerando-se duas perspectivas: a língua externa e a língua interna. A primeira refere-se ao conceito difundido por Bloomfield, relacionado à definição de *langue* por Saussure, associando som à palavra ao seu significado. É um conceito técnico de língua, considerando-se as línguas como instâncias da linguagem externalizada, ou seja, eventos de fala atuais ou potenciais. A gramática convencional consiste em um conjunto de descrições da língua externa. A segunda, a língua interna, está relacionada com algo como o proposto por Otto Jespersen (1922), que define a "noção de estrutura" como "parte da sentença estável, livre das expressões que podem variar de falante para falante". Chomsky refere-se à essa "noção de estrutura" como língua interna, ou seja, um elemento da mente da pessoa que conhece a língua que foi adquirida e é usada sistematicamente. Concebendo língua como "língua interna", a gramática pode ser a teoria da língua interna, seu objeto de investigação.

Hockett (1992, p. 11-20), Lyons (1981, p. 30-5) e Lobato (1986, p. 41-7) enumeraram uma lista de traços atribuídos às línguas em geral, abordando a diferença entre língua e sistemas de comunicação animal. Os principais traços discutidos pelos autores são apresentados a seguir.

Flexibilidade e versatilidade

Segundo Lyons (1981), pode-se usar a língua para dar vazão às emoções e sentimentos; para solicitar a cooperação de companheiros; para ameaçar ou prometer; para dar ordens, fazer perguntas ou afirmações. É possível fazer referência ao passado, presente e futuro; a realidades remotas em relação à situação de enunciação – até mesmo a coisas que não existem. Nenhum outro

Arbitrariedade

O caso mais óbvio de arbitrariedade da língua diz respeito à relação entre forma e significado. As palavras e os sinais apresentam uma conexão arbitrária entre forma e significado, visto que, dada a forma, é impossível prever o significado, e dado o significado, é impossível prever a forma. Os símbolos usados são arbitrários; não há, por exemplo, uma conexão intrínseca entre a palavra 'cão' e o animal que ele simboliza.

A arbitrariedade, no que diz respeito à língua, não se restringe à ligação entre forma e significado. Aplica-se também, consideravelmente, à grande parte da estrutura gramatical das línguas, na medida em que estas diferem gramaticalmente umas das outras. Se assim não fosse, seria muito mais fácil aprender uma língua estrangeira do que realmente é. Na opinião de Chomsky, os seres humanos são geneticamente dotados de um conhecimento dos princípios gerais ditos arbitrários, que determinam a estrutura gramatical de todas as línguas.

Descontinuidade

A descontinuidade opõe-se à variação contínua. As palavras que diferem de maneira mínima na forma normalmente apresentam uma diferença considerável no significado. Por exemplo, as palavras 'faca' e 'fada' diferem minimamente na forma, tanto na língua escrita como na língua falada. Esse fato tem por efeito mostrar o caráter descontínuo da diferença formal entre forma e significado. No entanto, na maioria dos contextos, a ocorrência de uma forma será muito mais provável do que a ocorrência de outra, o que reduz a possibilidade de engano quando as condições para a transmissão ou recepção são deficitárias.

Criatividade/produtividade

A produtividade ou criatividade de um sistema de comunicação é a propriedade que possibilita a construção e interpretação de novos enunciados. Todos os sistemas lingüísticos possibilitam a seus usuários construir e compreender um número indefinido de enunciados que jamais ouviram ou viram antes.

O que é impressionante na produtividade das línguas naturais, na medida em que é manifesta na estrutura gramatical, é a extrema complexidade e

LÍNGUA DE SINAIS BRASILEIRA **27**

heterogeneidade dos princípios que as mantêm e constituem. Chomsky coloca que esta complexidade e heterogeneidade, entretanto, é regida por regras, dentro dos limites estabelecidos pelas regras da gramática, que são em parte universais e em parte específicos de determinadas línguas, os falantes nativos de uma língua têm a liberdade de agir criativamente, construindo um número infinito de enunciados. O conceito de criatividade regida por regras é muito próximo do de produtividade e teve grande importância para o desenvolvimento do gerativismo.

Dupla articulação

As línguas humanas têm uma gama de unidades ou fonemas que são semelhantes, em torno de trinta e quarenta. Mas cada fonema é normalmente sem significado isoladamente. Ele adquire significado apenas quando combinado com outros fonemas. Isto é, sons tais como *f, g, d, o, a* nada significam separadamente. Eles adquirem significado apenas quando combinados de várias formas, como em *fogo, dado, gado, fado*.

Esta organização da língua em duas camadas – a camada dos sons que se combinam em uma segunda camada de unidades maiores – é conhecida como dualidade ou dupla articulação.

Padrão

As línguas humanas apresentam um padrão de organização dos elementos. Em português, tomando-se como exemplo os sons *a, b, s, l*, estes sons podem ser arranjados da seguinte forma: blas (por exemplo, *blas*fêmia). As outras possibilidades, tais como **slab, *blsa, *albs* e **lbsa* são excluídas. As palavras com asterisco não são excluídas neste caso porque tais seqüências são impronunciáveis, mas porque as regras internalizadas pelas pessoas que falam português não permitem esses tipos de combinações, mesmo para novas palavras.

De modo semelhante, considerando-se as palavras *rapaz, rapidamente, caminhou, o*, há três combinações possíveis: *O rapaz caminhou rapidamente; Rapidamente, caminhou o rapaz* e *O rapaz rapidamente caminhou*. As outras combinações são agramaticais, tais como **O rapidamente rapaz caminhou*, ou **Caminhou rapaz rapidamente o*. Em síntese, o português apresenta restrições na maneira em que os itens podem ocorrer juntos e na ordem em que eles aparecem.

Além disso, há um conjunto fixo de possibilidades para a substituição dos itens. Na palavra *sal*, por exemplo, a vogal *a* poderia ser substituída por *o* ou *u*, mas não por *h* ou *z*, que resultaria em **shl*, ou **szl*. Na sentença *O rapaz caminhou rapidamente*, a palavra *rapaz* poderia ser substituída por *animal, monstro, policial*, mas não poderia ser substituída por palavras como *dentro*, *felizmente* ou *aqui*, que formariam sentenças agramaticais, tais como, **O dentro caminhou rapidamente* ou **O felizmente caminhou rapidamente.*

Cada item lexical apresenta um padrão de colocação na combinação ou substituição por outros itens, conforme ilustram os exemplos apresentados anteriormente.

A língua pode ser então considerada como uma rede de elementos interligados em que cada item é mantido em determinado local conforme a relação com os outros itens. Os itens lingüísticos adquirem significado como parte de uma ampla rede lingüística.

Dependência estrutural

As sentenças a seguir apresentam uma estrutura básica semelhante, consistindo de um sintagma nominal e um sintagma verbal.

A criança Ela A criança doente e machucada	gritou.

É praticamente impossível para alguém formar sentenças e entendê-las por meios mecânicos ou artificiais. Por exemplo, a realização de uma sentença no passado (pretérito perfeito) pode ser enunciada mesmo que a pessoa nunca tenha ouvido ou dito a sentença antes.

Em outras palavras, uma língua contém estruturas dependentes que possibilitam um entendimento da estrutura interna de uma sentença, independente do número de elementos lingüísticos envolvidos.

Linguagem humana *versus* comunicação animal

Dualidade, deslocamento e a habilidade para falar sobre coisas, objetos ou eventos são traços extremamente raros no mundo animal. Até o momento, nenhum sistema de comunicação animal apresenta esses traços. Criatividade, a habilidade para produzir novos enunciados, parece não estar presente em qualquer sistema de comunicação natural utilizado por animais. Finalmente, padrão e estrutura dependente constituem também traços únicos das línguas humanas.

Assim sendo, a língua é um sistema padronizado de sinais/sons arbitrários, caracterizados pela estrutura dependente, criatividade, deslocamento, dualidade e transmissão cultural. Isto é verdade para todas as línguas no mundo, que são reconhecidamente semelhantes em seus traços principais.

Origem e funções da linguagem

Língua, conforme exposto, é um sistema altamente desenvolvido. Mas há um aspecto a considerar: Como e quando a criança começa a falar? Como a língua começou? Por que a língua começou? Parecem questões que atualmente estão mais claras. Possivelmente, ela começou porque os humanos necessitam de um grau maior de cooperação com o outro a fim de sobreviverem, e esta cooperação requer uma eficiente comunicação. Conseqüentemente, a função primária da língua é a comunicação e a expressão do pensamento.

A língua pode também ser usada para comunicar sentimentos e emoções. Além disso, há na língua o bate-papo social, as pequenas frases do dia-a-dia. "Oi, como vai você? Que dia frio!..." Este padrão social tem sido chamado de comunicação fática e é primariamente uma estratégia para manter contato social em um nível amigável. As pessoas podem usar a língua por razões puramente estéticas, como na poesia. Essas são apenas algumas das funções da língua.

Esta seção apresentou algumas das propriedades que alguns lingüistas consideram como traços essenciais das línguas tais quais as conhecemos. Foram também mencionados alguns dos principais objetivos para os quais a língua é usada.

A LÍNGUA DE SINAIS BRASILEIRA COMO LÍNGUA NATURAL

Algumas definições anteriormente abordadas restringem o estudo das línguas naturais ao estudo das línguas faladas. No entanto, cabe salientar que a partir do início das pesquisas lingüísticas nas línguas de sinais em torno dos anos 1960 (Stokoe, 1960; Stokoe et al. 1965), observou-se que o entendimento sobre línguas em geral e sobre línguas de modalidade visoespacial aumentou consideravelmente. Hoje há uma quantidade razoável de investigações na área da lingüística, não apenas sobre a estrutura, mas também sobre a aquisição, o uso e o funcionamento dessas línguas. Ao discutir sobre a interface "articulatório-perceptual", Chomsky (1995) reconhece tais investigações:

> A concepção de que a articulação e a percepção envolvem a mesma interface (representação fonética) é controversa, e os problemas obscuros relacionados à interface C-I (conceptual-intencional) é ainda mais. O termo "articulatório" é tão restrito que sugere que a faculdade da linguagem apresenta uma modalidade específica, com uma relação especial aos órgãos vocais. O trabalho nos últimos anos em língua de sinais evidencia que essa concepção é muito restrita. Eu continuarei a usar o termo, mas sem quaisquer implicações sobre a especificidade do sistema de output, mantendo o caso das línguas faladas. (Chomsky, 1995a, p. 434, nota 4)[4]

---

[4]Tradução das autoras.

Além disso, Saussure ([1916] 1995, p. 17), citando Whitney, discute a questão articulatório-perceptual quando refere:

> (...)para Whitney, que considera a língua uma instituição social da mesma espécie que todas as outras, é por acaso e por simples razões de comodidade que nos servimos do aparelho vocal como instrumento da língua; os homens poderiam também ter escolhido o gesto e empregar imagens visuais em lugar de imagens acústicas.

Mais adiante, Saussure ([1916] 1995, p. 18) menciona o seguinte:

> No ponto essencial, porém, o lingüista norte-americano nos parece ter razão: a língua é uma convenção e a natureza do signo convencional é indiferente. A questão do aparelho vocal se revela, pois, secundária no problema da linguagem.

Reunindo algumas das características atribuídas às línguas naturais, especificadas anteriormente, pode-se dizer que uma língua natural é uma realização específica da faculdade de linguagem que se dicotomiza num sistema abstrato de regras finitas, as quais permitem a produção de um número ilimitado de frases. Além disso, a utilização efetiva desse sistema, com fim social, permite a comunicação entre os seus usuários.

Mas essa é uma caracterização, e não uma definição formal de língua. Considere-se a definição de Chomsky (1957) de língua natural em termos formais: *um conjunto (finito ou infinito) de sentenças, cada uma finita em comprimento e construída a partir de um conjunto finito de elementos.* Portanto, esses elementos básicos são as palavras faladas para as línguas orais e as palavras sinalizadas para as línguas de sinais, sendo as frases da língua, por sua vez, representáveis em termos de uma seqüência dessas unidades.

As línguas de sinais são consideradas línguas naturais e, conseqüentemente, compartilham uma série de características que lhes atribui caráter específico e as distingue dos demais sistemas de comunicação, conforme discutido anteriormente.

As línguas de sinais são, portanto, consideradas pela lingüística como línguas naturais ou como um sistema lingüístico legítimo e não como um problema do surdo ou como uma patologia da linguagem. Stokoe, em 1960, percebeu e comprovou que a língua dos sinais atendia a todos os critérios lingüísticos de uma língua genuína, no léxico, na sintaxe e na capacidade de gerar uma quantidade infinita de sentenças.

Stokoe observou que os sinais não eram imagens, mas símbolos abstratos complexos, com uma complexa estrutura interior. Ele foi o primeiro, portanto, a procurar uma estrutura, a analisar os sinais, dissecá-los e a pesquisar suas partes constituintes. Comprovou, inicialmente, que cada sinal apresentava pelo menos três partes independentes (em analogia com os fonemas da fala) – a localização, a configuração de mãos e o movimento – e que cada parte possuía um número limitado de combinações. Em *Sign Language Structure*, publicado em 1960, ele delineou dezenove configurações de mão diferentes, doze localizações distintas e vinte e quatro tipos de movimentos como os componentes básicos dos sinais. Além disso, inventou um sistema de notação para tais elementos (Stokoe et al., 1976).

Com a obra *Dictionary of American Sign Language*, publicada pelo mesmo autor em 1965, diferentemente dos demais dicionários das línguas de sinais, os itens lexicais não foram arrumados de forma temática (ou seja, sinais para alimentos, sinais para animais, etc.), mas de forma sistemática, de acordo com suas partes constituintes.

Sign Language Structure e *Dictionary of ASL* marcaram um ponto de transição para o estudo das línguas de sinais, já que foram os primeiros trabalhos a reconhecerem a organização interna de uma língua de sinais e a tornar em algumas destas organizações explícitas.

Naturalmente que o trabalho de Stokoe (1960) representou o primeiro passo em relação aos estudos das línguas de sinais. Pesquisas posteriores, feitas em grande parte com a língua de sinais americana, mostraram, entre outras coisas, a riqueza de esquemas e combinações possíveis entre os elementos formais que servem para ampliar consideravelmente o vocabulário básico.

Pesquisas realizadas em diversos países procuram descrever, analisar e demonstrar o *status* lingüístico das línguas de sinais, desmistificando concepções inadequadas em relação a esta modalidade de língua, as quais são especificadas a seguir (Karnopp, 1994, p. 24-32; Quadros, 1997, p. 46).

Mito 1

A língua de sinais seria uma mistura de pantomima e gesticulação concreta, incapaz de expressar conceitos abstratos.

Tal concepção declara que os sinais não são símbolos arbitrários como as palavras, mas carregam uma relação icônica ou representacional de seus referentes. No entanto, vários estudos concluíram que as línguas de sinais expressam conceitos abstratos. Pode-se discutir sobre política, economia, matemática, física, psicologia em uma língua de sinais, respeitando-se as diferenças culturais que determinam a forma de as línguas expressarem quaisquer conceitos.

Nas últimas décadas, com as mudanças de paradigmas das ciências, têm-se informações suficientes que evidenciam o grau de abstração que permeia as línguas de sinais de cada país, bem como suas complexidades e riquezas. Investigações lingüísticas indicam que aspectos icônicos ou pictográficos de sinais individuais não são o aspecto mais significativo da estrutura e do uso da língua de sinais. Não há evidências, por exemplo, de estudos da aquisição da linguagem comprovando que os adultos enfatizam os aspectos icônicos dos sinais quando interagem com crianças. Além disso, em um experimento de comunicação referencial (Jordan e Battison, 1976) com surdos de sete diferentes países, os pesquisadores concluíram que uma língua de sinais não é transparentemente inteligível por surdos monolíngües de outra língua de sinais. Por exemplo, no Brasil o sinal manual para NÃO, apesar de ser considerado icônico, apresenta um significado completamente diferente na língua de sinais americana, conforme ilustrações abaixo:[5]

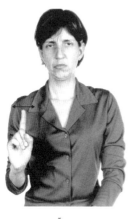 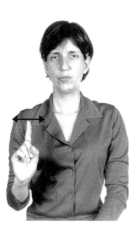

NÃO   ONDE (ASL)

Acrescente-se a isto o fato de que toda arbitrariedade é convencional, pois quando um grupo seleciona um traço como uma característica do sinal, outro grupo pode selecionar outro traço para identificá-lo. Assim, pode-se dizer que a aparência exterior de um sinal é enganosa, já que cada língua pode abordar um aspecto visual diferente em relação, por exemplo, ao mesmo objeto, diferenciando a representação lexical de língua para língua.

González (1992, p. 101) classifica os sinais de acordo com as relações semânticas básicas entre o referente e o item lexical. Segundo a autora, os sinais podem ser motivados (sinais icônicos e dêiticos), intermediários e/ou arbitrários. A iconicidade reproduz a forma, o movimento e/ou a relação espacial do referente, tornando o sinal transparente e permitindo que a compreensão do significado seja mais facilmente apreendida. Assim, mesmo não se conhecendo bem uma língua, há uma motivação do signo com relação ao referente. Entretanto, cabe salientar que apenas uma parte do léxico possui

---

[5]Obviamente que as marcações não-manuais associadas a estes sinais não são equivalentes: a primeira envolve a expressão facial de negação e a segunda, de interrogação.

esta característica. Ao lado desta iconicidade, há também a arbitrariedade, já que alguns sinais não representam associações ou semelhanças visuais com o referente.

Hoemann (1975), em um experimento objetivando testar a transparência (ou decodificação imediata) de sinais da ASL, selecionou cem sinais do Dicionário da Língua de Sinais Americana e mostrou-os a cinqüenta e dois sujeitos ouvintes que não tinham experiência prévia com sinais. Ele concluiu que em torno de 30% daqueles sinais, usando um critério de julgamento amplo, tinham significados identificáveis com a forma do sinal.

Frishberg (1976), Woodward (1975) e Klima e Bellugi (1975), em análises separadas da ASL, concluem que a iconicidade não é relevante na determinação da forma de sinais que historicamente passam por mudanças lingüísticas. Forças lingüísticas e sociolingüísticas tendem a inibir a natureza icônica dos sinais, tornando-os mais arbitrários através dos tempos. Além disso, processos gramaticais regulares (flexões nominais e verbais, por exemplo) também tendem a suprimir relações icônicas (Battison, 1978).

Mito 2

Haveria uma única e universal língua de sinais usada por todas as pessoas surdas.

Essa concepção ainda faz parte do senso comum. As pessoas normalmente perguntam se as línguas de sinais não são universais. Há quem questione por que as línguas de sinais não são universais, como se esse fato fosse o óbvio. Pode-se contrapor tal concepção, argumentando que as mesmas razões que explicam a diversidade das línguas faladas se aplicam à diversidade das línguas de sinais. Portanto, cada país apresenta sua respectiva língua de sinais. A língua de sinais americana é diferente da língua de sinais brasileira, assim como estas diferem da língua de sinais britânica, da língua de sinais francesa, e assim por diante.

Na verdade, a visão da universalidade implica que fatores geográficos e culturais não são influentes na determinação e mudança histórica do sinal. Sabe-se, todavia, que as línguas de sinais são distintas e que há dialetos em tais línguas como os há nas línguas orais. Fazendo-se um exame dos dicionários das línguas de sinais de alguns países, comprova-se que nem todas as pessoas surdas fazem referência a um determinado referente usando o mesmo sinal. Woodward (1975c – comunicação pessoal, apud Battison 1978) compara 872 sinais da língua de sinais americana e francesa e conclui que, embora estas duas línguas sejam relacionadas historicamente, apenas 26,5% dos sinais são idênticos. Além disso, pesquisas realizadas com surdos de 17 países demonstram que as línguas de sinais de diferentes países em geral não são entendidas por surdos estrangeiros.

Mito 3

Haveria uma falha na organização gramatical da língua de sinais, que seria derivada das línguas de sinais, sendo um pidgin sem estrutura própria, subordinado e inferior às línguas orais.

Em relação a essa concepção, pode-se comprovar que as línguas de sinais são completamente independentes das línguas faladas nos países em que são produzidas. Um exemplo disso são as diferenças entre as línguas de sinais brasileira e portuguesa, apesar dos respectivos países em que são usadas pelas comunidades surdas falarem a língua portuguesa. Assim sendo, é um erro pensar que as línguas de sinais são subordinadas às línguas faladas. Existem, sim, sistemas de comunicação criados com finalidades pedagógicas que tomam os sinais de uma língua de sinais e os colocam na estrutura da língua falada. Tais sistemas artificiais, chamados de comunicação simultânea, são de fato limitados, uma vez que não apresentam as características das línguas naturais.

A questão da dependência de uma língua falada implica que as línguas de sinais não têm independência em relação ao léxico, nem organização interna própria, mas que incluem elementos sublexicais e lexicais de acordo com a estrutura de línguas orais locais, sendo transliterações ou meros sinais traduzidos manualmente para palavras das línguas orais. Provavelmente tal visão tenha surgido em função de que é possível, através da soletração manual (conhecida também como dactilologia), representar letra por letra enunciados da língua falada. Não obstante, a soletração manual não é uma língua distinta, mas um simples código baseado nas línguas orais, e nenhuma comunidade lingüística utiliza exclusivamente tal código para comunicar-se. Os surdos a utilizam somente em situações específicas, quando necessário (Klima e Bellugi, 1979).

Além disso, no que se refere à organização gramatical, há o equívoco da dependência de significado das línguas de sinais em relação à estrutura das línguas orais pelo fato de que é possível – mas inconveniente e não-natural – modelar a estrutura das línguas de sinais na sintaxe e morfologia das línguas orais. Um dos problemas é que os sinais, quando considerados em seqüência ou em contexto, não correspondem necessariamente ao sentido literal das palavras das línguas orais (Battison, 1978).

Na medida em que pesquisas começaram a se desenvolver, surgiram fortes evidências de que as línguas de sinais não são um apanhado de gestos sem princípio organizacional, mas consistem em uma configuração sistêmica de uma nova modalidade de língua.

Mito 4

A língua de sinais seria um sistema de comunicação superficial, com conteúdo restrito, sendo estética, expressiva e lingüisticamente inferior ao sistema de comunicação oral.

Esta concepção declara que faltam às línguas de sinais complexidade e poder expressivo, sendo consideradas empobrecidas lexical e gramaticalmente não expressando proposições abstratas. Citações tais como "é geralmente aceito que a língua dos sinais está ligada ao concreto, sendo limitada em relação à abstração, humor e sutilezas tais como figuras de linguagem, as quais enriquecem a expressão" (Davis e Silverman 1970, p. 390 apud Battison 1978) comprovam a visão equivocada existente na década de 70 que é difundida até os dias de hoje. Por outro lado, pesquisas realizadas por Klima e Bellugi (1979) mostram que poesias, piadas, trocadilhos, jogos originais, entre outros, são uma parte significativa do saber da cultura surda. Adicionalmente, não há limites práticos para a ordem, tipo ou qualidade de uma conversação em sinais, exceto aqueles impostos pela memória, experiência, conhecimento de mundo e inteligência. Em relação a isso as línguas de sinais não são diferentes das línguas orais.

A alegação de empobrecimento lexical nas línguas de sinais surgiu a partir de uma situação sociolingüística marcada pela proibição e intolerância em relação aos sinais na sociedade e, em especial, na educação. Entretanto, sabe-se que tais línguas desenvolvem itens lexicais apropriados a situações em que são usados. À medida em que as línguas de sinais garantem maior aceitação, especialmente em círculos escolares, registra-se aumento no vocabulário denotando referentes técnicos. É interessante observar que em áreas consideradas atividades tradicionais para surdos nos Estados Unidos e no Canadá, tais como esportes, tipografia e impressão, há um extenso desenvolvimento lexical (Battison, 1978).

Vinculado a essa concepção, muitas pessoas equivocadamente afirmam que o empobrecimento estrutural das línguas de sinais liga-se ao fato de que estas não apresentam, por exemplo, elementos de ligação (tais como preposições e conjunções). Todavia, as línguas de sinais são línguas de modalidade visuoespacial que apresentam uma riqueza de expressividade diferente das línguas orais, incorporando tais elementos na estrutura dos sinais através de relações espaciais, estabelecidas pelo movimento ou outros recursos lingüísticos.

Mito 5

As línguas de sinais derivariam da comunicação gestual espontânea dos ouvintes.

A idéia de que as línguas de sinais não são línguas, mas sim apenas "gestos" que se originam na comunicação gestual espontânea, e, portanto, universal, inferior e limitada, advém de longa data, quando acreditava-se que a linguagem estava associada à capacidade do ser humano de "falar". Essa concepção histórica perpassou os preceitos religiosos e as questões político-sociais. As igrejas ensinavam os surdos a falarem para que esses confessassem sua fé, caso contrário, estariam fadados à queimar no inferno. As delimitações das fronteiras durante a formação das nações usou como base a unificação da língua falada pelo país. Assim sendo, aos surdos não foi sequer considerada a possibilidade de manifestação lingüística em uma modalidade visuoespacial. Pelo contrário, obrigou-se o uso da fala, mesmo sendo essa bastante limitada, não-produtiva e, na maioria das vezes, sem significado para o surdo.

Relacionado à essa concepção de que as línguas de sinais são "gestos", começou-se a considerar a hipótese de que tais formas de comunicação estivessem associadas apenas ao hemisfério direito do cérebro, mito que é discutido a seguir.

Mito 6

As línguas de sinais, por serem organizadas espacialmente, estariam representadas no hemisfério direito do cérebro, uma vez que esse hemisfério é responsável pelo processamento de informação espacial, enquanto que o esquerdo, pela linguagem.

Bellugi e Klima (1990) apresentam resultados de pesquisas com surdos com lesões nos hemisférios esquerdo e direito do cérebro. As pesquisas mostraram que aqueles com lesão no hemisfério direito tinham condições de processar todas as informações lingüísticas das línguas de sinais, mesmo sendo essas visuoespaciais. Por outro lado, os surdos com lesão no hemisfério esquerdo tinham condições de processar as informações espaciais não-lingüísticas, mas não conseguiam lidar com as informações lingüísticas. Portanto, tais estudos indicaram que as línguas de sinais são processadas no hemisfério esquerdo, assim como quaisquer outras línguas. Esse estudo comprova que a linguagem humana independe da modalidade das línguas.

Em suma, tais concepções equivocadas em relação às línguas de sinais compartilham traços comuns, assinalando um estatuto lingüístico inferior em relação ao plano de superfície. Todavia, as investigações descritas anteriormente procuram mostrar que as línguas de sinais, sob o ponto de vista lingüístico, são completas, complexas e possuem uma abstrata estruturação nos diversos níveis de análise. Estudos realizados por Stokoe (1965), Klima e

Bellugi (1979), entre outros, foram determinantes na mudança de concepção em relação à linguagem e surdez.

O interesse em relação ao estudo das línguas de sinais é crescente, pois, até bem pouco tempo, as concepções e investigações acerca da linguagem humana eram proporcionadas pelo estudo das línguas orais. Entretanto, as línguas de sinais, podem fornecer novas perspectivas teóricas sobre as línguas humanas, sobre os determinantes da linguagem e o processo de aquisição e desenvolvimento de uma língua que apresenta certas particularidades em relação às línguas orais.

Aprofundando os níveis de análise que refletem a complexidade das línguas de sinais, este trabalho objetiva, nos capítulos seguintes, apresentar mais detalhes referentes à estrutura das línguas de sinais, em especial da língua de sinais brasileira. A riqueza e complexidade dessa língua será explorada em cada capítulo como um exemplo de manifestação lingüística, restringindo-se à fonologia, à morfologia e à sintaxe. Ao final deste livro, retomar-se-ão as discussões sobre línguas naturais reconhecendo o *status* das línguas de sinais. Espera-se que a discussão apresentada anteriormente contribua para que as concepções inadequadas sobre as línguas de sinais tornem-se artefatos do passado.

ILUSTRAÇÕES EM SINAIS, TRANSCRIÇÃO E TRADUÇÃO

Nos capítulos seguintes, são apresentados vários exemplos da língua de sinais brasileira para ilustrar os aspectos lingüísticos abordados. Portanto, antes de iniciar uma exposição sobre essa língua, será descrita a forma como foram feitas as ilustrações.

Optou-se por utilizar fotos de uma surda usuária da língua de sinais brasileira, Gisele Rangel. As fotos foram tiradas em estúdio por um fotógrafo profissional, Leonardo Kerkhoven, a partir dos exemplos listados neste livro. Posteriormente, estas fotos passaram por outro surdo, Deonísio Schirmer, também usuário da língua de sinais, para o acréscimo dos movimentos e edição das imagens. No processo de edição, também houve a colaboração de Antônio Carlos Cardoso Alves. As fotos editadas representam os sinais e incluem as expressões faciais utilizadas na produção destas (o que seria muito trabalhoso reproduzir através de desenhos).

A etapa mais trabalhosa foi a da tradução e da transcrição dos sinais. Sabia-se o que deveria ser ilustrado em sinais, mas nem sempre se tinha certeza de como se poderia fazer a transcrição e a tradução para o português. Esses processos são altamente complexos quando se utiliza a escrita correspondente que já existe em uma determinada língua. Esse não foi o caso, uma vez que optou-se por utilizar glosas com palavras do português nas transcrições, tornando o trabalho ainda mais complexo. Cuidou-se a tradução no momento da transcrição, ou seja, foram escolhidas palavras do português que se aproximassem mais do sentido expresso através do sinal e foram utilizados outros recursos gráficos para garantir a lembrança mais próxima do que se estava ilustrando através da foto. Em uma etapa seguinte, fez-se a tradução. Vale destacar que, embora as autoras deste livro sejam intérpretes da língua de sinais brasileira, encontrou-se dificuldade em expressar através da transcrição e da tradução exatamente o que estava expresso nas fotos, o que justifica a imprescindível presença delas.

Vale destacar que fotos também apresentam suas limitações. O movimento, a mudança da expressão facial e a mudança na direção do olhar são exemplos de informações que se perdem. Mesmo assim, selecionou-se essa a melhor forma de apresentação no livro, buscando garantir todas essas informações intrínsecas aos sinais através de outros recursos gráficos. É necessário confessar que, mesmo consideradas as suas limitações, esse trabalho imenso valeu a pena.

A seguir, são listados os recursos gráficos utilizados para transcrever os sinais da língua de sinais brasileira.

Sistema de Transcrição de Sinais

Os exemplos apresentam a transcrição abaixo das fotos. Quando eles forem antecedidos de um asterisco, a sentença ou o sinal é agramatical, ou seja, não é possível de ser gerada/o na língua de sinais em estudo. Neste caso, não haverá ilustração através de fotos, como no exemplo a seguir:

*JOÃO MARIA GOSTAR

Os sinais foram representados por palavras portuguesas em letras maiúsculas para efeitos de simplificação. Quando em português foram usadas mais de uma palavra para representar um único sinal da língua de sinais brasileira,

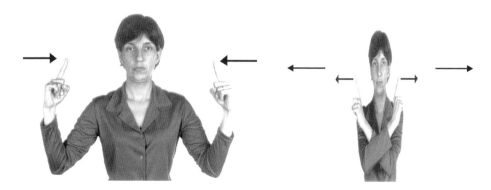

PASSAR-UM-PELO-OUTRO

foi feita uma junção de palavras por hifens, como ilustrado no sinal PASSAR-UM-PELO-OUTRO.

As palavras que são expressas através do alfabeto manual são representadas pelas letras do alfabeto separadas por hifens, conforme aparece no exemplo C-A-N-C-U-N.[6]

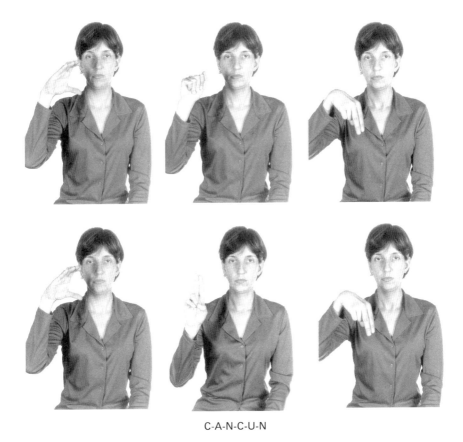

C-A-N-C-U-N

Quaisquer letras minúsculas associadas aos sinais transcritos indicam as pessoas do discurso marcadas através da incorporação no sinal. Nas sentenças traduzidas para o português são explicitados os referentes do discurso, mesmo quando estes forem nulos, indicando-se isso através de parênteses, assim como no exemplo a seguir.

---

[6] O alfabeto manual representa as letras do alfabeto das línguas orais. É usado por surdos para identificar nomes próprios e palavras da língua portuguesa, quando necessário.

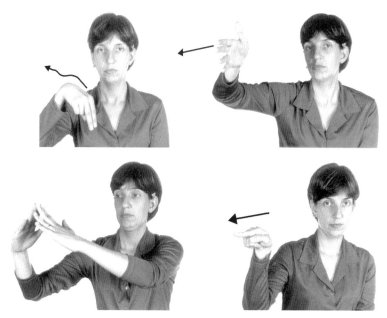

NUNCA ₐIR_b CASA DELE.
(Eu) nunca vou (à) casa dele

As formas pronominais são transcritas utilizando-se a palavra relacionada ao pronome no português, definindo-se o gênero de acordo com o contexto, pois não há marcação morfológica de gênero. Quando não for possível identificar o referente contextualmente, será usado IX para indicar a apontação, conforme ilustrado no exemplo a seguir:

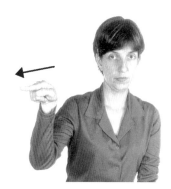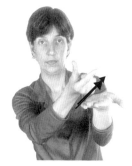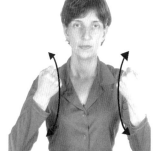

IX_{k k}COMPRAR CARRO.
El@ comprou um carro[7]

---

[7]El@ = ele ou ela.

Algumas configurações de mão são utilizadas de forma padrão para identificar os classificadores que referem sinais que podem incluir outras informações: < > cl

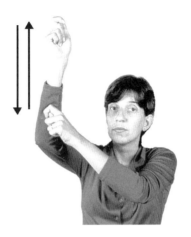

<PINTAR-COM-ROLO>cl

As marcas não-manuais são indicadas sempre que possível quando associadas aos sinais manuais, através das letras iniciais do tipo de marcação não-manual (por exemplo, 'mc' para o movimento da cabeça), que aparece entre < >.

a) intensidade do sinal + , ++

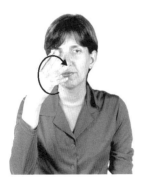
BONITO

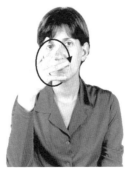
<BONITO+>

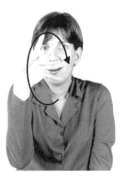
<BONITO++>

b) direção do olhar – associada com os sinais em concordância com os referentes inseridos no espaço de sinalização < >do

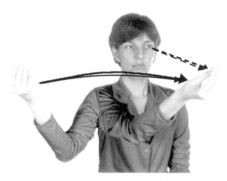

<ENTREGAR-PARA-ALGUÉM>do

c) Interrogativa 1 – são as interrogativas que indagam sobre alguma coisa normalmente associadas às palavras O QUE, COMO, ONDE, POR QUE, QUEM < >qu

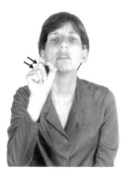

<QUE>qu

d) Interrogativa 2 – são aquelas que expressam dúvida, desconfiança < >?

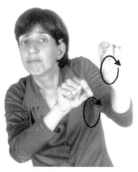

<QUE>qu~~

e) Interrogativa 3 – são aquelas que aparecem normalmente em orações subordinadas com expressão facial diferenciada   < >qu~

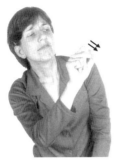

<QUE>qu~

f) Interrogativa 4 – são aquelas que objetivam uma resposta sim ou não < > sn

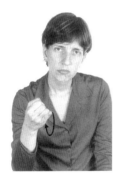
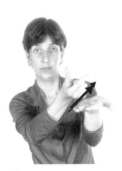
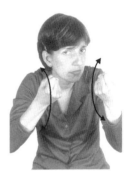

<JOÃO COMPRAR CARRO>sn
O João comprou um carro?

g) Topicalizações < >t – são aquelas associadas aos elementos topicalizados.

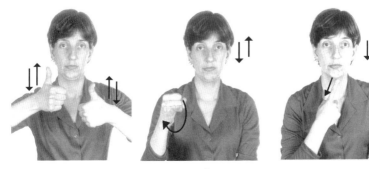

<FUTEBOL>t <JOÃO GOSTAR>mc
De futebol, João gosta

h) Construções com foco – são aquelas que apresentam elementos duplicados com ênfase, associados com um movimento da cabeça, entre eles, afirmativo, negativo, interrogativo, respectivamente assinalados das seguintes formas: < >mc , < >n, < >qu

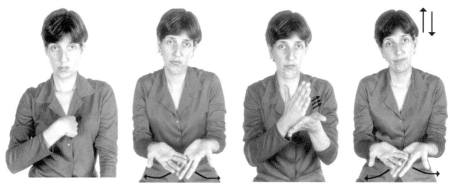

EU PERDER LIVRO <PERDER>mc
Eu **perdi** o livro

i) O escopo da negação pode estar associado apenas com a expressão facial de negação ou incluir o movimento da cabeça[8] < >n

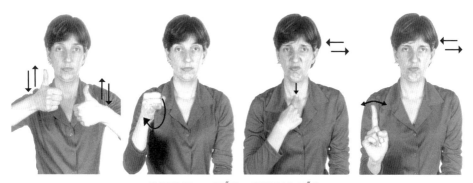

<FUTEBOL>t JOÃO <GOSTAR NÃO>n
De futebol, o João não gosta

---

[8]O sinal do verbo que está traduzido/transcrito como GOSTAR aparece em vários exemplos por não incorporar a negação como o sinal comumente traduzido como GOSTAR o faz. Vale destacar que há diferença entre este GOSTAR e o outro GOSTAR, que talvez justifique em alguns casos a tradução deste sinal como DESEJAR. No entanto, preferiu-se manter a tradução usada aqui, embora em alguns contextos seja de fato DESEJAR, mas não necessariamente nos contextos aqui apresentados.

j) As orações relativas – são as orações encaixadas dentro de uma outra oração e apresentam uma marca não-manual associada com a sentença < >r

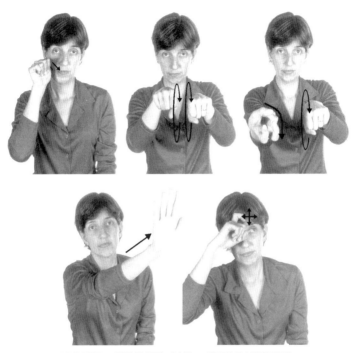

MULHER <BICICLETA CAIR>r ESTAR HOSPITAL
A mulher que caiu da bicicleta está no hospital

Todas as sentenças apresentam a foto, a transcrição e a respectiva tradução para o português. Inicialmente as fotos foram escaneadas e editadas. A edição compreendeu a inclusão dos movimentos inerentes aos sinais e a montagem de alguns sinais. Os sinais montados foram incluídos quando os exemplos não foram previstos no momento da realização das fotos. Todos os exemplos foram baseados nas produções em língua de sinais por falantes nativos, especialmente do Estado do Rio Grande do Sul. Estamos cientes de que alguns desses exemplos ilustram a variante do referido Estado, mas como isso não implica em conseqüências para as análises realizadas, decidiu-se não considerar as demais variantes da língua de sinais brasileira, exceto quando estas apresentaram exemplos relevantes.

Os exemplos da ASL utilizados para ilustrar alguns aspectos dessa língua de sinais no presente trabalho foram transcritos com um sistema de notação similar ao utilizado neste livro. Tais exemplos, assim como as ilustrações, quando retirados de publicações americanas foram devidamente referenciados.

Vale ainda mencionar que o termo LIBRAS é comumente usado para referir a língua de sinais brasileira em nosso País. No entanto, optou-se por não utilizar nenhuma sigla para referir a língua em estudo, pois há também outras siglas para referi-la, como, por exemplo, a sigla LSB, utilizada internacionalmente, seguindo os padrões de identificação para as línguas de sinais.

2

FONOLOGIA DAS LÍNGUAS DE SINAIS

> Contrário ao modo como muitos definem a surdez (...)
> pessoas surdas definem-se em termos culturais e lingüísticos.
>
> (Wrigley, 1996, p. 13).[1]

INTRODUÇÃO

Fonologia das línguas de sinais é o ramo da lingüística que objetiva identificar a estrutura e a organização dos constituintes fonológicos, propondo modelos descritivos e explanatórios. A primeira tarefa da fonologia para línguas de sinais é determinar quais são as unidades mínimas que formam os sinais. A segunda tarefa é estabelecer quais são os padrões possíveis de combinação entre essas unidades e as variações possíveis no ambiente fonológico. Tais tarefas serão apresentadas no decorrer deste capítulo.

ORGANIZAÇÃO FONOLÓGICA DAS LÍNGUAS DE SINAIS

> A tarefa do fonologista é identificar quais são as unidades mínimas do sistema, quais aspectos dessas unidades são contrastivos e como essas unidades são restringidas por diferenças e similaridades sensoriais entre línguas de sinais e línguas orais.[2] (Brentari 1995, p. 615)

As línguas de sinais são denominadas línguas de modalidade gestual-visual (ou espaço-visual), pois a informação lingüística é recebida pelos olhos

---

[1]No original: *Contrary to how the average individual defines deafness – that is, as an audiological impairment – deaf people define themselves culturally and linguistically.*
[2]No original: *The phonologist's task is to ascertain which are the minimal units of the system, which aspects of this signal are contrastive, and how these units are constrained by the sensory differences and similarities between signed and spoken languages.*

e produzida pelas mãos. Apesar da diferença existente entre línguas de sinais e línguas orais, no que concerne à modalidade de percepção e produção, o termo 'fonologia' tem sido usado para referir-se também ao estudo dos elementos básicos das línguas de sinais. Historicamente, entretanto, para marcar a diferença entre esses dois tipos de sistemas lingüísticos, Stokoe (1960) propôs o termo 'quirema' às unidades formacionais dos sinais (configuração de mão, locação e movimento) e, ao estudo de suas combinações, propôs o termo 'quirologia' (do grego 'mão').[3] Outros pesquisadores, incluindo Stokoe em edição posterior (1978), têm utilizado os termos 'fonema' e 'fonologia', estendendo seus significados de modo a abarcar a realização lingüística visual-espacial. O argumento para a utilização desses termos é o de que as línguas de sinais são línguas naturais que compartilham princípios lingüísticos subjacentes com as línguas orais, apesar das diferenças de superfície entre fala e sinal (Klima e Bellugi,1979; Wilbur, 1987; Hulst, 1993).

As línguas de sinais, conforme um considerável número de pesquisas, contêm os mesmos princípios subjacentes de construção que as línguas orais, no sentido de que têm um léxico, isto é, um conjunto de símbolos convencionais, e uma gramática, isto é, um sistema de regras que regem o uso desses símbolos. Existe também a hipótese de que a forma das línguas de sinais é determinada pela gramática universal inata e pela interação entre a percepção visual e a produção gestual. A partir dessa hipótese, houve um crescente interesse de lingüistas no estudo das línguas de sinais em geral, que atualmente reconhecem a importância desta linguagem para o entendimento da natureza do conhecimento lingüístico.

A diferença fundamental entre línguas de sinais e línguas orais, segundo Stokoe e o grupo de pesquisadores que se dedicou à investigação das línguas de sinais durante os anos de 1960 e 1970, diz respeito à estrutura simultânea de organização dos elementos das línguas de sinais. Stokoe (1960) realizou uma primeira descrição estrutural da ASL, demonstrando que os sinais poderiam ser vistos como composicionais e não-holísticos, e que os sinais apresentam uma estrutura dual, isto é, que podem ser analisados em termos de um conjunto de propriedades distintivas (sem significado) e de regras que manipulam tais propriedades.

Stokoe propôs um esquema lingüístico estrutural para analisar a formação dos sinais e propôs a decomposição de sinais na ASL em três principais aspectos ou parâmetros que não carregam significados isoladamente, a saber:

a. Configuração de mão (CM)
b. Locação da mão (L)[4]
c. Movimento da mão (M)

---

[3]Quirologia: Arte de conversar por meio de sinais feitos com os dedos; dactilologia (Aurélio Buarque de Holanda Ferreira, 1986).
[4]Locação da mão (L) está sendo usado aqui como sinônimo de Ponto de Articulação (PA).

A idéia de que CM, L e M são unidades mínimas (fonemas) que constituem morfemas nas línguas de sinais, de forma análoga aos fonemas que constituem os morfemas nas línguas orais, começou a prevalecer. Entretanto, a principal diferença estabelecida entre línguas de sinais e línguas orais foi a presença de ordem linear (seqüência horizontal no tempo) entre os fonemas das línguas orais e sua ausência nas línguas de sinais, cujos fonemas são articulados simultaneamente. Hulst (1993, p. 210) ilustra essa diferença conforme o esquema a seguir:

A seqüencialidade nas línguas orais e simultaneidade nas línguas de sinais:

a. Língua Oral

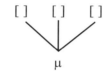

b. Língua de Sinais

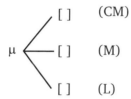

Nota:

Sucessão horizontal = sucessão temporal
Alinhamento vertical = simultaneidade temporal
μ = morfema
[ ] = um fonema ou conjunto de especificações

O desenvolvimento de modelos fonológicos a partir do trabalho de Stokoe apresenta, por um lado, a introdução da ordem linear, mostrando a seqüencialidade das unidades que constituem os sinais, e, por outro lado, um aperfeiçoamento dos parâmetros e das relações estruturais entre tais unidades (simultaneidade) na descrição fonológica dos sinais.

Análises das unidades formacionais dos sinais, posteriores à de Stokoe, sugeriram a adição de informações referentes à orientação da mão (Or) e aos aspectos não-manuais dos sinais (NM) – expressões faciais e corporais (Battison, 1974, 1978). Esses dois parâmetros foram, então, adicionados aos estudos da fonologia de sinais.

Entre os anos de 1978 e 1988, os estudos sobre a ASL se expandiram, atingindo as áreas da morfologia e da sintaxe. Em relação à fonologia, uma segunda geração de estudiosos (Supalla e Newport, 1978; Klima e Bellugi, 1979; Padden, 1983; Liddell, 1984) investigou questões referentes à estrutura fonológica dos sinais, seus traços distintivos e seus aspectos seqüenciais e simultâneos. Ao invés de utilizar a terminologia inicialmente proposta por Stokoe, esse grupo decidiu usar os termos tradicionalmente utilizados em lingüística para as línguas orais, a fim de que paralelos entre essas línguas e as línguas de sinais se tornassem mais evidentes. Trabalhos realizados por Liddell e Johnson (1984, 1986, 1989) nortearam o estudo da fonologia da ASL durante esse período, pois os autores mostraram evidências de que a ASL apresenta tanto estrutura seqüencial quanto simultânea em sua organização fonológica.

Sandler (1995, p. 3) observa que a mudança da abordagem estruturalista para a abordagem gerativa refletiu-se também nas línguas de sinais. Essa mudança de paradigma possibilitou generalizações em relação aos universais da linguagem. Fonologistas interessaram-se pela existência de traços, por regras que manipulam tais traços e pela estrutura do sistema de regras que compõem as línguas de sinais.

Wilbur (1987), Sandler (1986, 1989) e Padden e Perlmutter (1987) oferecem modelos gerativos da estrutura fonológica e morfológica da ASL e descrevem a interação entre as regras destes níveis de análise. Wilbur (1987) demonstrou que poderiam ser descritas regras fonológicas para relacionar a representação subjacente a formas de superfície e que essas regras fonológicas eram semelhantes àquelas das línguas orais.

A partir de generalizações empíricas, da investigação das propriedades de sinais monomorfêmicos e de propostas teóricas concernentes à organização hierárquica dos sinais, Hulst (1993) propõe um modelo para a representação fonológica dos sinais que está baseado em princípios gerais da Fonologia da Dependência (Dependency Phonology), argumentando que tais princípios da estrutura fonológica são universais e compartilhados entre as línguas orais e as línguas de sinais.

Assim, durante os últimos 30 anos, fonologistas procuraram estabelecer as unidades formacionais dos sinais e o conjunto de traços distintivos de tais unidades, detalhando aspectos da representação fonológica e discutindo modelos teóricos propostos para línguas naturais. Além disso, tentaram testar um conjunto de construtos teóricos a fim de determinar a validade de modelos fonológicos contemporâneos e de seus princípios universais aplicáveis às línguas de sinais.

A seguir, serão apresentadas, detalhadamente, as propriedades de cada parâmetro em língua de sinais brasileira, isto é, propriedades de configurações de mão, movimentos, locações, orientação de mão e dos aspectos não-manuais dessa língua.

ESTUDOS SOBRE A FONOLOGIA DA LÍNGUA DE SINAIS BRASILEIRA

Os articuladores primários das línguas de sinais são as mãos, que se movimentam no espaço em frente ao corpo e articulam sinais em determinadas locações nesse espaço. Um sinal pode ser articulado com uma ou duas mãos. Um mesmo sinal pode ser articulado tanto com a mão direita quanto com a esquerda; tal mudança, portanto, não é distintiva. Sinais articulados com uma mão são produzidos pela mão dominante (tipicamente a direita para destros e a esquerda para canhotos), sendo que sinais articulados com as duas mãos também ocorrem e apresentam restrições em relação ao tipo de interação entre as mãos.

A língua de sinais brasileira, assim como as outras línguas de sinais, é basicamente produzida pelas mãos, embora movimentos do corpo e da face também desempenhem funções. Seus principais parâmetros fonológicos são locação, movimento e configuração de mão, exemplificados na figura a seguir.

Os parâmetros fonológicos da língua de sinais brasileira
(baseado em Ferreira-Brito 1990, p. 23)

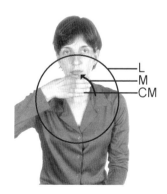

Uma das tarefas de um investigador de uma determinada língua de sinais é identificar as configurações de mão, as locações e os movimentos que têm um caráter distintivo. Isso pode ser feito comparando-se pares de sinais que contrastam minimamente, um método utilizado na análise tradicional de fones distintivos das línguas naturais.

O valor contrastivo dos parâmetros fonológicos é ilustrado na figura que segue, em que se observa que o contraste de apenas um dos parâmetros altera o significado dos sinais.

Pares mínimos na língua de sinais brasileira

Sinais que se opõem quanto à configuração de mão

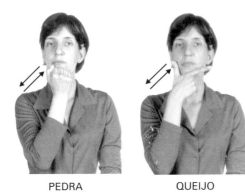

PEDRA   QUEIJO

Sinais que se opõem quanto ao movimento

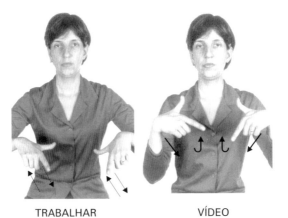

TRABALHAR   VÍDEO

Sinais que se opõem quanto à locação

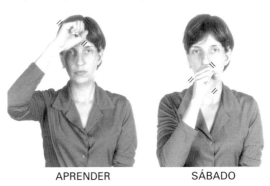

APRENDER   SÁBADO

O fato de as línguas de sinais mostrarem estrutura dual (isto é, unidades com significado (morfemas) e unidades sem significado (fonemas)), apesar de o conjunto de articuladores ser completamente diferente daquele das línguas orais, atesta a abstração e a universalidade da estrutura fonológica nas línguas humanas.

Configuração de mão (CM)

Conforme Ferreira-Brito, a língua de sinais brasileira apresenta 46 CMs (ver Quadro 1 abaixo), um sistema bastante similar àquele da ASL, embora nem todas as línguas de sinais partilhem o mesmo inventário de CMs. Para a autora, as CMs da língua de sinais brasileira foram descritas a partir de dados coletados nas principais capitais brasileiras, sendo agrupadas verticalmente segundo a semelhança entre elas, mas ainda sem uma identificação enquanto CMs básicas ou CMs variantes. Dessa forma, o conjunto de CMs a seguir refere-se apenas às manifestações de superfície, isto é, de nível fonético, encontradas na língua de sinais brasileira.

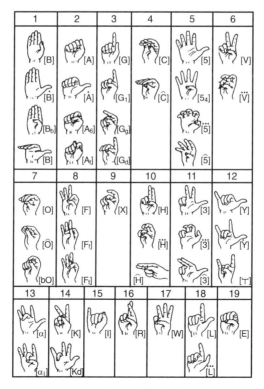

As 46 CMs da língua de sinais brasileira (Ferreira-Brito e Langevin, 1995)

Movimento (M)

Para que haja movimento, é preciso haver objeto e espaço. Nas línguas de sinais, a(s) mão(s) do enunciador representa(m) o objeto, enquanto o espaço em que o movimento se realiza (o espaço de enunciação) é a área em torno do corpo do enunciador (Ferreira-Brito e Langevin, 1995). O movimento é definido como um parâmetro complexo que pode envolver uma vasta rede de formas e direções, desde os movimentos internos da mão, os movimentos do pulso e os movimentos direcionais no espaço (Klima e Bellugi, 1979).

Para Ursula Bellugi e pesquisadores do Instituto Salk, certas variações no movimento são significativas na gramática da língua dos sinais. Um exemplo disso são as cores na ASL – AZUL, VERDE, AMARELO e ROXO –, articuladas no espaço neutro. O movimento básico do sinal AZUL na ASL envolve um pequeno contorno na mão. Todavia, se esse movimento é alterado, ocorre mudança no significado do sinal:

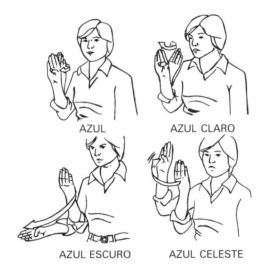

Exemplos de sinais na ASL (Baker e Padden, 1978, p. 12)

O exemplo mostra que, na ASL, o parâmetro movimento pode variar (de certo modo previsto pelas regras da língua), do que resulta um significado diferente, mas relacionado ao da forma base (Baker e Padden, 1978, p. 11-12).

Mudanças no movimento servem para distinguir itens lexicais, por exemplo, nomes e verbos (Supalla e Newport, 1978). Além disso, variações do movimento podem estar relacionadas à direcionalidade do verbo (Klima e

Bellugi, 1979), por exemplo, o verbo OLHAR. Certos movimentos indicam, também, variações em relação ao tempo dos verbos, por exemplo, na ASL, o significado do verbo FICAR EM PÉ torna-se FICAR EM PÉ POR MUITO TEMPO, caso se adicione um movimento circular a esse sinal, semelhante ao movimento ilustrado em (f) da figura a seguir.

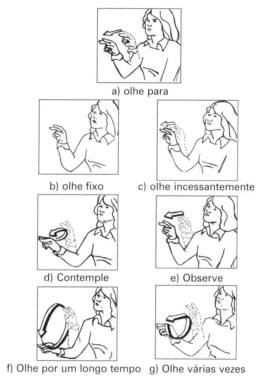

Aspecto temporal de OLHE-PARA (Klima e Bellugi, 1979, p. 293)

Os movimentos identificados na língua de sinais brasileira por Ferreira-Brito (1990) são semelhantes às categorias propostas por Friedman (1977), Supalla e Newport (1978) e Klima e Bellugi (1979). Tais traços referem-se ao tipo, direcionalidade, maneira e freqüência do movimento. Assim, Ferreira-Brito (1990) menciona que o movimento pode estar nas mãos, pulsos e antebraço; os movimentos direcionais podem ser unidirecionais, bidirecionais ou multidirecionais; a maneira é a categoria que descreve a qualidade, a tensão e a velocidade do movimento; a freqüência refere-se ao número de repetições de um movimento. O quadro a seguir mostra as categorias do movimento.

Categorias do parâmetro movimento na língua de sinais brasileira (Ferreira-Brito, 1990)
TIPO *Contorno ou forma geométrica*: retilíneo, helicoidal, circular, semicircular, sinuoso, angular, pontual *Interação*: alternado, de aproximação, de separação, de inserção, cruzado *Contato*: de ligação, de agarrar, de deslizamento, de toque, de esfregar, de riscar, de escovar ou de pincelar *Torcedura do pulso*: rotação, com refreamento *Dobramento do pulso*: para cima, para baixo *Interno das mãos*: abertura, fechamento, curvamento e dobramento (simultâneo/gradativo)
DIRECIONALIDADE Direcional – *Unidirecional*: para cima, para baixo, para a direita, para a esquerda, para dentro, para fora, para o centro, para a lateral inferior esquerda, para a lateral inferior direita, para a lateral superior esquerda, para a lateral superior direita, para específico ponto referencial – *Bidirecional*: para cima e para baixo, para a esquerda e para a direita, para dentro e para fora, para laterais opostas – superior direita e inferior esquerda Não-direcional
MANEIRA Qualidade, tensão e velocidade – contínuo – de retenção – refreado
FREQÜÊNCIA Repetição – simples – repetido

Wilbur (1987), ao analisar o parâmetro movimento, argumentou que deveria ser dividido em dois tipos, movimento de direção (*path movement*) e movimento local, conhecido também como movimento interno da mão. A razão para esta divisão é que um sinal pode apresentar somente um movimento de direção (*path*), somente um movimento local ou a combinação simultânea entre ambos.

Locação (L)

Stokoe define locação (ou ponto de articulação) como um dos três principais aspectos formacionais da ASL. Friedman (1977, p. 4) afirma que locação "é aquela área no corpo, ou no espaço de articulação definido pelo corpo, em que ou perto da qual o sinal é articulado".[5] Klima e Bellugi (1979, p. 50) utilizam a definição de Stokoe para o aspecto locação: "(...) o segundo dos principais parâmetros de sinais lexicais da ASL é o *locus* de movimento do sinal, seu ponto de articulação".[6]

Na língua de sinais brasileira, assim como em outras línguas de sinais até o momento investigadas, o espaço de enunciação é uma área que contém todos os pontos dentro do raio de alcance das mãos em que os sinais são articulados.

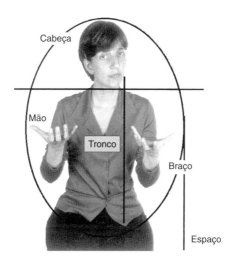

Espaço de realização dos sinais e as quatro áreas principais de articulação dos sinais (baseado em Battison, 1978, p. 49)

Dentro desse espaço de enunciação, pode-se determinar um número finito (limitado) de locações, sendo que algumas são mais exatas, tais como a ponta do nariz, e outros são mais abrangentes, como a frente do tórax (Ferreira-Brito e Langevin, 1995). O espaço de enunciação é um espaço ideal, no sentido de que se considera que os interlocutores estejam face a face. Pode haver situações em que o espaço de enunciação seja totalmente reposicionado e/ou reduzido; por exemplo, se um enunciador A faz sinal para B, que está fisicamente distante, o espaço de enunciação será alterado. O importante é que, nessas situações, as locações tenham posições relativas àquelas da enunciação ideal.

---

[5] No original: *(...) that area on the body, or in the articulation space defined by the body, at which or near which the sign is articulated.* (Friedman, 1977, p. 4).
[6] No original: *The second major parameter of ASL lexical signs is the locus of a sign's movement, its place of articulation.* (Klima e Bellugi 1979, p. 50).

QUADROS & KARNOPP

O quadro a seguir descreve as locações reunidas por Friedman (1977), sendo adaptadas para a língua de sinais brasileira por Ferreira-Brito e Langevin (1995). As locações dividem-se em quatro regiões principais: cabeça, mão, tronco e espaço neutro.

Locações (Ferreira-Brito e Langevin, 1995)

Cabeça	Tronco
topo da cabeça	pescoço
testa	ombro
rosto	busto
parte superior do rosto	estômago
parte inferior do rosto	cintura
orelha	
olhos	braços
nariz	braço
boca	antebraço
bochechas	cotovelo
queixo	pulso

Mão	Espaço Neutro
palma	
costas das mãos	
lado do indicador	
lado do dedo mínimo	
dedos	
ponta dos dedos	
dedo mínimo	
anular	
dedo médio	
indicador	
polegar	

A afirmação – feita por Kegl e Wilbur (1976), Battison (1978) e Sandler (1989) – de que cada sinal apresenta apenas uma locação especificada pode parecer surpreendente, considerando o fato de que muitos sinais envolvem um movimento da mão, indo de uma locação para outra. Tais autores mostram distinções entre locações principais e subespaços.[7] Locações principais incluem categorias abrangentes, tais como cabeça, tronco, mão passiva e es-

---

[7]Subespaço é também referido como ponto específico, locação específica ou simplesmente locação.

paço neutro, e, nesse sentido, o sinal apresenta somente uma especificação para locações principais; por exemplo, não há a ocorrência de sinais monomorfêmicos especificados para o corpo e para a mão não-dominante (exceto para sinais compostos). Subespaços incluem distinções mais detalhadas, tais como nariz, boca, olhos, testa, ouvido, etc., e são subcategorizados por locações principais. Assim, se um movimento de direção ocorre, este é tipicamente o resultado da especificação de dois subespaços, os quais estão associados e ligados a uma locação principal. Então, a distinção feita entre locações principais e subespaços sustenta a hipótese de que cada sinal tem uma única especificação para locação principal, mesmo que ocorra um movimento de direção.

Orientação da mão (Or)

A orientação da palma da mão não foi considerada como um parâmetro distinto no trabalho inicial de Stokoe. Entretanto, Battison (1974) e posteriormente outros pesquisadores argumentaram em favor da inclusão de tal parâmetro na fonologia das línguas de sinais com base na existência de pares mínimos em sinais que apresentam mudança de significado apenas na produção de distintas orientações da palma da mão (Battison, 1974; Bellugi, Klima e Siple, 1975). Por definição, orientação é a direção para a qual a palma da mão aponta na produção do sinal. Ferreira-Brito (1995, p. 41), na língua de sinais brasileira, e Marentette (1995, p. 204), na ASL, enumeram seis tipos de orientações da palma da mão na língua de sinais brasileira: para cima, para baixo, para o corpo, para a frente, para a direita ou para a esquerda, conforme ilustrado a seguir.

Orientações de mão

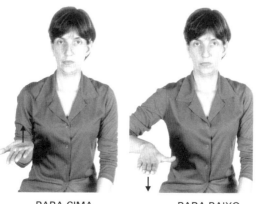

PARA CIMA   PARA BAIXO

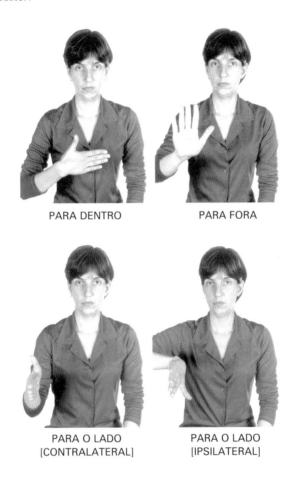

PARA DENTRO PARA FORA

PARA O LADO PARA O LADO
[CONTRALATERAL] [IPSILATERAL]

Expressões não-manuais (ENM)

As expressões não-manuais (movimento da face, dos olhos, da cabeça ou do tronco) prestam-se a dois papéis nas línguas de sinais: marcação de construções sintáticas e diferenciação de itens lexicais. As expressões não-manuais que têm função sintática marcam sentenças interrogativas sim-não, interrogativas QU-, orações relativas, topicalizações, concordância e foco, conforme abordado no Capítulo 4. As expressões não-manuais que constituem componentes lexicais marcam referência específica, referência pronominal, partícula negativa, advérbio, grau ou aspecto, conforme apresentado no Capítulo 3. Ferreira-Brito e Langevin (1995), baseados no trabalho de Baker (1983), identificam as expressões não-manuais da língua de sinais brasileira, as quais são encontradas no rosto, na cabeça e no tronco (conforme quadro a seguir). Deve-se salientar que duas expressões não-manuais podem ocorrer simultaneamente, por exemplo, as marcas de interrogação e negação.

LÍNGUA DE SINAIS BRASILEIRA **61**

Expressões não-manuais da língua de sinais brasileira (Ferreira-Brito e Langevin, 1995)
Rosto *Parte superior* sobrancelhas franzidas olhos arregalados lance de olhos sobrancelhas levantadas *Parte inferior* bochechas infladas bochechas contraídas lábios contraídos e projetados e sobrancelhas franzidas correr da língua contra a parte inferior interna da bochecha apenas bochecha direita inflada contração do lábio superior franzir do nariz
Cabeça balanceamento para frente e para trás (sim) balanceamento para os lados (não) inclinação para frente inclinação para o lado inclinação para trás
Rosto e cabeça cabeça projetada para a frente, olhos levemente cerrados, sobrancelhas franzidas cabeça projetada para trás e olhos arregalados
Tronco para frente para trás balanceamento alternado dos ombros balanceamento simultâneo dos ombros balanceamento de um único ombro

COMPARAÇÃO ENTRE LÍNGUAS DE SINAIS E LÍNGUAS ORAIS

> (...) línguas de sinais assemelham-se às línguas orais em todos os aspectos principais, mostrando que verdadeiramente há universais da linguagem, apesar de diferenças na modalidade em que a língua é realizada.[8] (Fromkin e Rodman, 1993)

---

[8]No original: *(...) sign languages resemble spoken languages in all major aspects, showing that there truly are universals of language despite differences in the modality in which the language is performed.*

62 QUADROS & KARNOPP

Confrontando-se línguas de sinais com línguas orais, três importantes aspectos podem ser investigados: os princípios e universais lingüísticos compartilhados entre línguas de sinais e línguas orais; as especificidades de cada língua; e as restrições devidas à modalidade de percepção e produção.

A diferença entre línguas orais e de sinais no nível fonológico é difícil de ser estabelecida, considerando que muitos tópicos sobre a fonologia das línguas de sinais continuam sendo pesquisados e/ou ainda não foram investigados. Para fins de ilustração dessa consideração, é importante citar a afirmação de Battison (1978, p. 22) sobre as unidades fonológicas na ASL: "O número exato de diferentes *primes* (unidades) depende de análises 'fonéticas' e 'fonológicas' mais completas do que as que estão atualmente disponíveis, e da resolução de uma certa quantidade de problemas descritivos (...)".[9]

Nas línguas orais, a representação segmental é entendida como um conjunto de feixes de traços distintivos presentes para cada um dos segmentos da língua. Os traços distintivos, unidades que compõem segmentos, identificam e distinguem os itens lexicais. O sistema de traços distintivos proposto por Chomsky e Halle (1969) mescla propriedades articulatórias com propriedades perceptivas, acústicas. Propostas subseqüentes tornaram mais elaborada a definição dos traços distintivos e a inter-relação entre eles. Segundo Silva (1999, p. 194), duas correntes principais são a teoria da subespecificação, proposta por Archangeli (1985) e a geometria dos traços apresentada por Clements (1985).

A noção de traços distintivos nas línguas de sinais dá-se no sentido de que cada sinal passa a ser visto como um feixe de elementos básicos simultâneos, que formam uma CM, um M e uma L e que, por sua vez, entram na formação de itens lexicais.

A identificação de traços distintivos nos sinais visa a atingir o mesmo nível de adequação descritiva atualmente disponível para línguas orais. Muitos sistemas de traços distintivos têm sido propostos, e os traços de CM têm recebido maior atenção. A fim de determinar que traços distintivos poderiam estar envolvidos na percepção visual dos sinais, Lane et al (1976) e Kegl e Wilbur (1976) tentaram determinar um conjunto de traços distintivos na base da articulação e percepção de sinais da ASL.

O modelo de traços distintivos, proposto por Ferreira-Brito (1990) para a língua de sinais brasileira, apresenta 12 traços para a análise de configurações de mão, a saber: [compacta], [aberta], [ulnar], [cheia], [côncava], [dual], [indicadora], [radial], [toque], [separada], [cruzada], [dobrada], por exemplo:

---

[9]No original: *The exact number of different primes depends upon more complete phonological and 'phonetic' analysis than are now available, and depends upon the resolution of a number of descriptive problems.*

[+compacta]   [+compacta, +radial]

A CM pode permanecer a mesma durante a articulação de um sinal, ou pode passar de uma configuração para outra. Quando há mudança na configuração de mão, ocorre movimento interno da mão – essencialmente mudança na configuração dos dedos selecionados.

Em relação à natureza dos traços distintivos na ASL, Liddell (1984) sugere que o número de traços distintivos na ASL é consideravelmente maior do que aqueles encontrados nas línguas orais. Brentari (1995, p. 634) afirma que providenciar um sistema de traços distintivos para locação, configurações de mão e movimento é um outro problema. Liddell e Johnson (1989) descrevem 299 traços que são extremamente úteis para fins de transcrição fonética, mas análises fonológicas adicionais são necessárias para determinar quais traços são distintivos na ASL. A seguinte passagem resume a problemática enfatizada por Liddell e Johnson sobre essa questão:

> A proposta de Stokoe de que CM, M e L são fonêmicos na ASL é uma idéia atrativa e antiga. Entretanto, o segmento em si, mais do que os aspectos de um segmento, é a unidade da ASL que carrega a função contrastiva de um fonema. Uma olhada preliminar no número de possíveis segmentos contrastivos na ASL sugere que o número será consideravelmente maior do que aqueles encontrados nas línguas orais. Se este for o resultado depois de uma análise detalhada, então isto representa uma diferença muito interessante de modalidade.[10] (Liddell, 1984)

Brentari (1990, p. 634) propôs um grupo de 20 traços distintivos reorganizando as observações de Liddell e Johnson, eliminando redundâncias quando essas poderiam ser identificadas.

Na descrição da língua de sinais brasileira, uma das limitações é também a carência de uma análise fonética e fonológica mais completa do que a atualmente disponível. Tal limitação torna complexa a identificação de traços distintivos para locação, configuração de mão, movimento, orientação e aspec-

---

[10]No original: *Stokoe's proposal that handshape, movement and location are phonemic in ASL is a very appealing and long-held idea. However, the entire segment, rather than these aspects of a segment, is the ASL unit which carries out the contrastive functions of a phoneme. A preliminary look at the number of possible contrastive segments in ASL suggests that the number will be considerably larger than that found in spoken languages. If this result is born out after a through analysis, it would represent a very interesting modality difference.*

tos não-manuais. Ferreira-Brito (1990, 1995) propõe 46 configurações de mão, 6 tipos de orientação de mão, em torno de 40 possíveis locações no corpo, 16 locações no espaço neutro, 23 expressões não-manuais e uma lista de 35 possíveis movimentos internos da mão, além das especificações para tipo (28), direcionalidade (17), maneira (5) e freqüência (2) do movimento. Desse modo, a autora descreve 218 traços que são úteis para fins de transcrição fonética, havendo a necessidade de análises fonológicas adicionais para determinar o caráter distintivo de tais traços.

Os sistemas fonológicos das línguas orais também são muito diferentes entre si; por exemplo, há grandes diferenças na quantidade de segmentos que eles possuem. No banco de dados da Universidade da Califórnia (UPSID), há um *corpus* de inventários de segmentos de 317 línguas (aproximadamente 6% de todas as línguas do mundo), em que o número mínimo de segmentos é de 11 e, surpreendentemente, o número máximo de segmentos é de 141 (Maddieson, 1984, p. 9). Quando duas línguas têm o mesmo número de segmentos, elas dificilmente apresentam conjuntos idênticos de segmentos. (Gussenhoven e Jacobs, 1998, p. 27).

Gussenhoven e Jacobs relatam que o número médio de consoantes no UPSID é de 22,8, com os extremos entre 6 a 95, e o número médio de vogais é 8,7, com os extremos entre 3 a 46. Um exemplo desse levantamento é o seguinte:

TABELA 2.1 Número de consoantes e vogais em línguas orais (Gussenhoven e Jacobs, 1998, p. 27)

Língua	Quantidade de consoantes	Quantidade de vogais
!Xu	95	46
Pawaia	10	12
Haida	46	3
Norueguês	22	19

A questão que se coloca é se as línguas de sinais têm ou não mais traços distintivos do que as línguas orais. Se os 299 contrastes propostos por Liddell e Johnson para a ASL e a descrição de 218 contrastes propostos por Ferreira-Brito para a língua de sinais brasileira são realmente traços separados, então há uma forte diferença de modalidade entre línguas orais e de sinais sobre esta questão. Por outro lado, se o grupo de 20 traços distintivos propostos por Brentari dá conta dos dados, então não parece haver maiores diferenças de modalidade no que diz respeito ao número de traços distintivos. Além disso, a observação de Jakobson de que existem aproximadamente 20 traços distintivos em qualquer língua natural seria válida tanto para línguas orais quanto para línguas de sinais. Enfim, essa questão necessita de mais investigação e da evidência de outras línguas de sinais para que se possa afirmar mais precisamente se línguas orais e línguas de sinais apresentam muita ou pouca diferença quanto ao número de traços distintivos.

FONOLOGIA DA DEPENDÊNCIA NAS LÍNGUAS DE SINAIS

Muitos fonologistas afirmam que línguas orais e línguas de sinais compartilham um conjunto de princípios lingüísticos subjacentes pelo fato de que ambas são produtos do cérebro humano e têm a mesma função. Partindo dessa afirmação, Hulst (1993) pondera que antes de tentar testar várias teorias baseadas nas línguas orais, deve-se investigar o sistema lingüístico das línguas de sinais, com o objetivo de se desenvolver um modelo que possa se beneficiar dos princípios gerais comprovadamente eficientes no estudo das línguas orais, especialmente aqueles que não estão diretamente baseados na fonética da língua oral. O objetivo, portanto, é desenvolver um modelo da capacidade lingüística, buscando generalizações que sejam neutras com respeito à modalidade de percepção e produção.

Hulst (1993) propõe, então, um modelo para a representação fonológica de sinais baseado em princípios gerais comprovadamente eficazes no estudo das línguas orais, que podem ser aplicados à estrutura dos sinais. De acordo com esses princípios, a estrutura de constituintes de objetos lingüísticos é encabeçada e binária, e uma unidade pode ser o núcleo de sucessivos constituintes inclusivos. As unidades núcleo-dependentes formam a base para explicar como os nós particulares se comportam em relação à capacidade de ramificarem-se ou espalharem-se.

De forma alternativa à proposta da teoria dos traços distintivos, lingüistas sugerem que os segmentos sejam constituídos de um conjunto de elementos. Elementos seriam interpretados de maneira análoga às ciências como a química e a física. Por exemplo, a água é constituída de H_2O – duas moléculas de hidrogênio e uma molécula de oxigênio. Um elemento como [e], por exemplo, pode ser constituído dos elementos A e I. As principais propostas de interpretação segmental como um conjunto de elementos são a de Schane (1984); Kaye, Lowenstamm e Vergnaud (1985), e Hulst (1985), conforme apresentado em Silva (1999, p. 194).

O conceito de dependência tem sido utilizado na teoria lingüística para caracterizar a idéia de que elementos com um domínio particular podem estar assimetricamente relacionados. A relação de dependência é uma relação assimétrica binária em que um elemento é o regente ou núcleo, e o outro, o dependente. A relação núcleo-dependente, bem como a interpretação dessa relação, foi primeiramente desenvolvida em trabalhos de sintaxe. A incorporação da noção de dependência às representações fonológicas, em particular à representação da estrutura interna do segmento, tem sido referida como *fonologia da dependência* (Anderson e Jones,

1974, 1977; Durand, 1986; Anderson e Ewen, 1987; Dikken e Hulst, 1988; Hulst, 1989).

Em fonologia, a noção de núcleo freqüentemente corresponde à noção de elemento mais proeminente. O núcleo de uma sílaba é o segmento mais soante, o núcleo de um pé é a sílaba mais acentuada, e assim sucessivamente em níveis mais altos da organização prosódica.

Na estrutura segmental, de acordo com o modelo de Hulst, traços de núcleo são mais proeminentes: eles proporcionam uma contribuição maior para a interpretação fonética de um segmento do que traços dependentes.

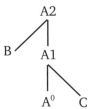

Representação da estrutura segmental (Hulst, 1993, p. 221)

Na figura acima, 'A' corresponde ao elemento nuclear; 'B' e 'C' correspondem aos elementos dependentes. A relação que se mantém entre núcleos e dependentes pode diferir conforme a proximidade da relação estrutural.

Um aspecto relevante da assimetria núcleo-dependente na estrutura segmental é que propriedades 'dependentes' podem se espraiar independentemente, ao passo que propriedades 'nucleares' não podem. Quando propriedades 'nucleares' se espraiam, todos os traços dependentes também se espraiam (Hulst, 1993, p. 223).

A Fonologia da Dependência fornece base para a análise dos diferentes aspectos dos sinais – locação, movimento e configuração de mão – e para a análise de sinais com duas mãos. Nas seções que se seguem, serão descritos como tais aspectos são analisados pela fonologia da dependência.

Análise de configurações de mão

Considere-se o modelo representado abaixo para a representação fonológica de configurações de mão denominado "Um sobre todos e todos sobre um" (*One over all and all over one*), proposto por Brentari, Hulst, Kooij e Sandler (manuscr.) – doravante referidos como BHKS:

Modelo para a representação de configurações de mão (BHKS):

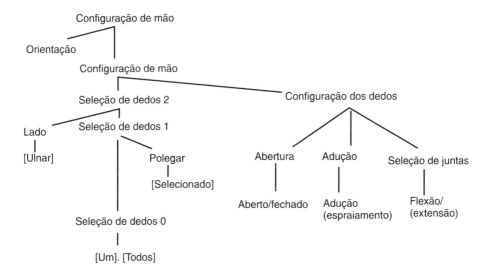

O número de elementos fonológicos usado nesse modelo é extremamente limitado, e as relações estruturais entre esses elementos são principalmente limitadas por uma gramática restritiva. O modelo emprega o esquema da dependência por estabelecer que cada núcleo tem propriedades inerentes, e cada nó dependente adiciona complexidade à representação (BHKS, p. 1).

Uma distinção importante nos traços de configurações de mão relaciona-se aos traços para a *seleção de dedos* (escolha e número), que são usados para executar o sinal, e aos traços para a *configuração ou posição específica dos dedos* (tipo e grau de flexão, espraiamento ou adução, relação com o polegar). Conforme Mandel (1981) e Sandler (1989), em ASL todos os dedos selecionados devem estar na mesma posição ou, em sinais que envolvem uma mudança na configuração de mão, a seleção dos dedos é mantida constante do início ao fim do sinal (BHKS). No modelo adotado em BHKS, isso é expresso pelo fato de que os dedos selecionados são o núcleo da representação da configuração de mão.

No modelo, seleção dos dedos e configuração dos dedos estão representados sob o nó configuração de mão. Dedos selecionados são elementos com propriedades de núcleo, e configuração dos dedos são elementos com propriedades de dependente. "Configuração de mão estática" significa que nenhum dedo se move durante a execução do sinal. Sinais que mostram aspectos dinâmicos envolvem os dedos selecionados em uma ação, apresentando assim movimento interno da mão (BHKS, p. 1).

O nó dedos selecionados

Os traços primitivos para seleção dos dedos são os traços [Um] e [Todos]. Os dedos podem estar em relação núcleo-dependente e podem ser modificados por um terceiro elemento – [Ulnar] – que especifica o lado da mão que é selecionado.

As representações das diferentes possibilidades de seleção baseadas nos traços [Um] e [Todos] são dadas a seguir.[11]

Representação de Dedos Selecionados (BHKS):

[Um]   /|.../   Ex:

[Um, Todos]   /||../   Ex:

[Todos, Um]   /|||./   Ex:

[Todos]   /||||/   Ex:

---

[11]Os símbolos devem ser interpretados como segue:
| simboliza um dedo selecionado da mão dominante.
. Simboliza os dedos não-selecionados.
Uma lista completa de exemplos que incluem dedos selecionados pode ser encontrada em BHKS, p. 6.

Como os autores explicam, as combinações dos traços podem ser facilmente interpretadas como uma escala de um a quatro dedos. A seleção de um dígito é indicada pelo traço [Um]. Se nenhuma especificação é dada, [Um] é interpretado como o dedo indicador. Essa preferência para o dedo indicador como o dedo "default" para [Um] pode ser explicada fisiologicamente. A interpretação do traço [Todos] é por si mesma evidente, sendo a seleção de todos os quatro dedos. As combinações dos traços [Um] e [Todos] fornecem mais dois conjuntos de dedos selecionados: [Um, Todos] ('um sobre todos') deve ser interpretado como a seleção de dois dedos (indicador e médio); e [Todos, Um] ('todos sobre um') deve ser interpretado como a seleção dos três dedos (indicador, médio e anular) (BHKS, p. 6-7).

A interpretação de [Um] denota que um dedo é selecionado. BHKS postulam que o lado "default" da mão, no qual [Um] é realizado, é o lado radial, o lado do dedo indicador. O lado ulnar é o lado marcado da mão e é especificado com traços no nó dedos selecionados. Então, as configurações de mão envolvendo o lado ulnar da mão são mais complexas do que as configurações do lado radial da mão, porque elas envolvem ulnaridade, que é altamente marcada no sentido funcional – infreqüente no léxico e adquirida tardiamente. As combinações dos elementos [Um] e [Todos], envolvendo o lado ulnar da mão, estão representadas a seguir:

Representação de CM envolvendo o lado ulnar da mão

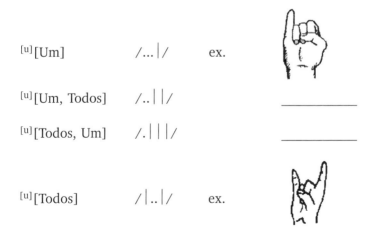

[u][Um]   /...|/   ex.

[u][Um, Todos]   /..||/   _____

[u][Todos, Um]   /.|||/   _____

[u][Todos]   /|..|/   ex.

As configurações contendo o lado ulnar e as combinações de traços [Um, Todos] e [Todos, Um] são altamente marcadas interlingüisticamente e não ocorrem em três línguas de sinais investigadas – língua de sinais americana, israelense e holandesa –, conforme investigação feita por BHKS.

A seleção dos dedos médio e/ou anular é considerada mais marcada que a seleção do dedo mínimo, com base na fisiologia da mão.[12] BHKS propõem representar a seleção de um dos dedos, médio ou anular, com o símbolo vazio no nó seleção dos dedos. A seguir, são ilustradas as representações do dedo médio selecionado e do dedo anular selecionado:

Representação da Seleção dos Dedos médio ou anular (BHKS)

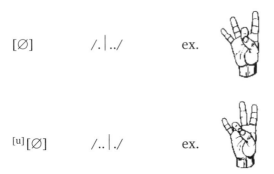

[∅]   /.|../   ex.

[u][∅]   /..|./   ex.

A evidência de que o dedo médio é o dedo selecionado, e não os dedos que estão estendidos (não-selecionados), vem das especificações na configuração que o dedo médio carrega. Interlingüisticamente, a extensão do dedo anular ou médio é altamente marcada, pois parece ser um tabu social a extensão de um dos dedos (médio ou anular) em muitas culturas (Woodward, 1982, apud BHKS).

Resumindo, BHKS propõem a seguinte análise para o inventário das especificações de dedos selecionados:

Inventário do nó Dedos Selecionados

[Um]   [∅]   [∅][u]   [Um][u]
[Um, Todos]   [Um, Todos][u]
[Todos, Um]   [Todos, Um][u]
[Todos]   [Todos][u]

Quanto ao comportamento do polegar, observa-se que ele é caracterizado por uma liberdade articulatória maior do que a dos outros dedos. Certas posições do polegar podem também ser previstas a partir do tipo de contato

---

[12]Conforme Mandel (1981) e Ann (1993), a fisiologia das mãos revela uma assimetria nos músculos que são responsáveis pela extensão dos dedos. Os dedos indicador e mínimo têm dois músculos extensores enquanto o dedo médio e o anular têm apenas um extensor. Informações detalhadas sobre a fisiologia das mão são encontradas em Mandel (1981) e Ann (1993).

que a mão faz. Para BHKS, essas posições não são especificadas fonologicamente, mas são manejadas por regras de redundância.

Sendo assim, BHKS não fazem uma especificação distinta para a posição do polegar, isto é, quando traços de configuração se aplicam a ele. O polegar então tem apenas o traço [selecionado] que é especificado.[13]

O nó configuração dos dedos

No modelo proposto por BHKS, adução, abertura e flexão são subcomponentes do nó configuração dos dedos representados conforme o modelo a seguir:

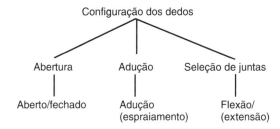

BHKS propõem alguns elementos ao nó configuração dos dedos (CD) a fim de dar conta das configurações de mão encontradas. Sob o conjunto configurações dos dedos, os autores distinguem três dimensões: a) o espraiamento dos dedos, especificado sob o nó adução; b) a relação entre os dedos e o polegar, especificada sob o nó abertura; e c) o tipo e o grau de flexão, especificados sob o nó seleção das juntas. Não há evidências conclusivas de que essas dimensões (a, b e c) possam manter uma relação hierárquica entre si. Conseqüentemente, tais dimensões estão representadas numa relação de igualdade (de pares) sob o nó configuração dos dedos. Adução dos dedos é um termo que está sendo usado no sentido de dedos juntos e espraiamento dos dedos está sendo usado no sentido de dedos separados:[14]

Adução dos dedos   Espraiamento dos dedos

Ex.   Ex.

---

[13]Para mais informações, ver BHKS, p. 8-9.
[14]Os elementos [extensão] e [espraiamento] estão entre parênteses, porque ambas as dimensões são essencialmente unárias, isto é, para ambos há um elemento que representa o estado marcado [flexão] e [adução]. Ausência dos elementos implica extensão e espraiamento dos dedos, respectivamente.

Nos parágrafos seguintes, serão discutidos os diferentes valores propostos para cada uma das dimensões (isto é, adução, abertura e seleção das juntas) e sua função na representação de configurações de mão e movimentos internos da mão.

Quanto ao nó [adução], os valores para espraiamento dos dedos são especificados apenas quando um contraste é possível, isto é, quando mais do que um dedo for selecionado. A opção marcada para dedos selecionados é a forma aduzida (isto é, não-espraiamento dos dedos). Os autores propõem que [adução] é um traço monovalente que deve ser interpretado da seguinte forma: os dedos selecionados (e o polegar) estão todos juntos, unidos. A ausência desse traço proporciona a posição espraiada, não-marcada, dos dedos. Normalmente, o polegar se unirá à posição dos dedos; isto é, se os dedos estão espraiados, o polegar também está; se os dedos estão unidos/juntos, o polegar está também unido/junto com o lado radial da mão. Presume-se que qualquer posição desviante do polegar é ou previsível ou iconicamente motivada.

O nó 'abertura', por sua vez, especifica a relação entre o polegar e os dedos selecionados. Os dois valores identificados sob o nó abertura são [aberto] e [fechado]. Quando um sinal é especificado para abertura, o polegar é, por definição, oposto, tanto que nenhuma especificação adicional para o polegar é necessária (BHKS, p. 11).

Além de adução e abertura, um outro nó, seleção das juntas, liga-se à configuração dos dedos. A especificação de que as juntas são selecionadas para algum grau de flexão refere-se a todos os dedos selecionados, isto é, se uma flexão ocorre, ela ocorre em todos os dedos selecionados. Os valores que BHKS (p. 14) propõem são os seguintes:

Valores atribuídos ao nó seleção das juntas

[ext]: nenhuma junta é selecionada para flexão → /dedos estendidos/
[flex]: todas as juntas são selecionadas para flexão → /dedos curvos/

Se nenhuma junta é selecionada para flexão, isso é foneticamente interpretado como extensão dos dedos selecionados. Se [flex] é especificado e todas as juntas são selecionadas para flexão, obtém-se a configuração curva de mão (por exemplo, as configurações de mão "e" e "c") (BHKS, p. 14).

Análise de locações

Os estudos sobre o parâmetro locação não são freqüentes. Entre eles encontram-se os trabalhos de Siedlecki e Bonvillian (1993, 1996) e de Marentette (1995). Além desses autores, Battison (1978, p. 48) também trata do parâmetro locação, tendo observado uma das suas propriedades mais importantes: "Nenhum sinal pode ser especificado para mais de duas locações que devem estar na mesma área principal do corpo. As únicas exceções a isso são sinais compostos ou sinais derivados de sinais compostos."

De acordo com a observação de Battison, se um sinal é produzido no espaço neutro (locação principal ou área principal), então esse sinal só poderá ter duas locações (subespaços): a locação inicial e a locação final dentro daquela locação principal. A observação de que há apenas uma locação principal do corpo para os sinais monomorfêmicos é vista por Sandler (1989) como uma restrição estrutural. Para a autora, a locação principal é representada como o local de articulação de um sinal, ao qual estão associados dois subespaços (locações inicial e final).

Hulst (1995a) analisa as propriedades do parâmetro locação e afirma que "se a mão se move, ela se move em um subespaço". Tal afirmação pressupõe que o espaço de sinalização pode ser dividido em um número fixo de especificações para subespaços (locação inicial e final) e que o movimento executado pela mão é uma propriedade derivada destas especificações. O autor define subespaço como o conjunto de locações potencialmente contrastivas em sinais que são idênticos em relação a outros parâmetros (Hulst 1995a, p. 26). Hulst (1995a, p. 27) representa, então, a locação principal e o subespaço conforme a representação apresentada a seguir.

Representação fonológica de locações (Hulst, 1995a, p. 27)

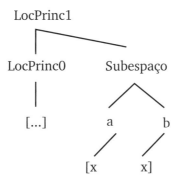

A observação de Battison e o modelo proposto por Hulst assinalam a presença de uma locação principal e a possibilidade de duas especificações para subespaço. Partindo da idéia de que a complexidade formal de locações pode ser especificada na representação (Anderson e Ewen, 1987), as locações são então consideradas complexas quando mais de um elemento está envolvido na representação. Como conseqüência, áreas principais são os elementos não-marcados, e os subespaços são considerados marcados. No modelo da dependência de Hulst, as locações principais são especificadas como o núcleo, e os subespaços são os elementos dependentes. Locações marcadas terão representações complexas, envolvendo um número maior de constituintes.

A SEQÜENCIALIDADE NAS LÍNGUAS DE SINAIS

O modelo da Fonologia da Dependência discute a questão do movimento na formação de sinais e as propriedades seqüenciais dos segmentos, com o objetivo de mostrar como tais elementos são seqüencialmente ordenados e distribuídos linearmente.

Os modelos lineares de representação das unidades fonológicas dos sinais, apesar de sua aparente similaridade na organização do conteúdo fonológico, fazem diferentes suposições e predições teóricas. Kooij (1997, p. 111) afirma que "como um resultado do reconhecimento da importância da seqüencialidade em modelos da representação de sinais, foram propostos diversos modelos (Liddell e Johnson, 1989; Sandler, 1989; Perlmutter, 1989), que fazem uso de dois tipos de segmentos: estáticos e dinâmicos. L(ocação) representa o segmento estático e M(ovimento) representa o segmento dinâmico".[15] A autora denomina de "Modelo LML" (Locação-Movimento-Locação) aqueles modelos que usam o M(ovimento) como uma unidade primitiva, isto é, como um segmento. Por outro lado, em modelos denominados No-Movement Models (abreviado como N-Mov), o movimento acontece quando dois valores estáticos diferentes são especificados para o sinal (Stack, 1988; Uyechi, 1995; Hulst, 1993). Então, neste modelo, movimento não é um primitivo, mas o resultado de uma mudança na configuração de mão, orientação ou locação. A abordagem nesta seção limita-se às análises propostas pelo modelo N-Mov, conforme apresentado em Hulst (1993, 1995a).

O uso de dois locais para especificar o início e o fim de um movimento de direção proporciona argumentos para eliminar M como um primitivo, pois a partir do estabelecimento de dois locais, um movimento de direção é apenas uma conseqüência. Com o objetivo de eliminar M como um primitivo, mas ao mesmo tempo expressar as propriedades de M, Hulst (1995a, p. 26) utiliza três coordenadas, a saber:

Movimentos de coordenadas:

alto/baixo
ipsilateral/contralateral
próximo/distante

Os valores aparecem em termos de um nó de subespaço dividido, conforme segue:

---

[15]No original: *As a result of the acknowledgement of the importance of sequentiality in models of sign representation, several models (Liddell e Johnson, 1989; Sandler, 1989; Perlmutter, 1989) were proposed that make use of two segment types: static and dynamic segments. L(ocation) represents the static segment and M(ovement) represents the dynamic segment.*

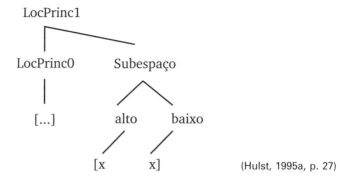

(Hulst, 1995a, p. 27)

O diagrama faz uma distinção entre linhas verticais e linhas inclinadas. A linha vertical significa que o constituinte LocPrinc0 funciona como o núcleo da unidade LocPrinc1 e Subespaço funciona como o dependente. Isto permite identificar 'invariabilidade' como uma propriedade do núcleo. No diagrama, os valores do subespaço (alto/baixo) estão associados a posições esqueletais. A ordem linear desta associação é distintiva, já que a mão pode mover-se em ambas as direções (Hulst, 1995a, p. 27).

A representação do movimento de direção em termos de uma ramificação do nó locação proporciona a base para a suposição de que a soância (isto é, saliência visual) do movimento de direção é mais proeminente do que a soância (saliência visual) do movimento interno da mão, cuja ramificação envolve os nós CM e Or. Tal suposição contribui para a sustentação da hipótese de que locação é o núcleo na representação dos sinais (Hulst, 1993, p. 230).

Movimentos internos da mão, que podem ser reduzidos a mudanças na abertura (CM) ou na orientação (Or), Hulst simplesmente os representa como a atividade que resulta do fato de que há duas especificações sob o nó abertura (Abert) ou sob o nó orientação (Or):

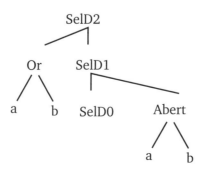

De acordo com o modelo N-Mov, movimentos secundários são representados sem o uso de posições esqueletais M. É preciso, entretanto, especificar o modo como o movimento se realiza, e, nesse sentido, Hulst, assim como Wilbur (1993), afirma que um nó separado é necessário para distinções tais como 'forma, tamanho e velocidade' do movimento. Incluindo-se este nó na representação proposta por Hulst, obtém-se o seguinte quadro geral para sinais monomorfêmicos:

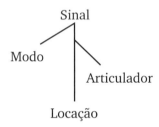

O diagrama mostra que locação (L), articulador (CM) e modo (M) estão em uma relação núcleo-dependente. Locação é o núcleo da estrutura, porque tem propriedades proeminentes, estáveis, de não-espraiamento. CM é dependente, porque pode espraiar-se independentemente de locação. O nó modo fornece informação sobre a maneira como o articulador relaciona-se com a locação. O conteúdo do nó movimento não é trabalhado em detalhes em Hulst (1993). Assume-se, então, a partir da definição do autor, que, sob o nó movimento, é possível identificar traços como [repetição], [tamanho], [velocidade], [intensidade] e [contato].

A fim de determinar o núcleo da configuração de mão, Hulst (1993) segue a proposta de Sandler (1989) e faz a generalização de que aspectos dinâmicos do articulador não envolvem mudança na seleção dos dedos (SelD). Então, SelD é o núcleo do nó configuração de mão, porque representa uma propriedade constante e invariante em sinais monomorfêmicos. A invariabilidade é um traço de núcleos e tal característica coloca SelD (seleção dos dedos) como o núcleo, porque não há mudança envolvida.

Os nós subespaço, orientação e abertura se ramificam, representando, então, movimento direcional e movimentos internos da mão. Os pontos inicial (a) e final (b) desses nós ramificados associam-se aos pontos esqueletais:

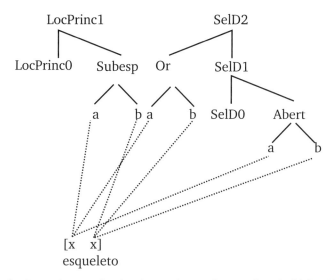

Representação de movimento direcional e movimento interno da mão (Hulst, 1995a, p. 29)

Considerando esse modelo, Kooij (1997, p. 113) explica que o movimento é representado como uma estrutura ramificada sob os nós locação, configuração de mão ou orientação. Apenas um tipo de posição esqueletal figura nesse modelo. Os valores dos traços que são especificados nos nós finais ramificados (a-b) associam-se a posições esqueletais para obter a ordem linear. A fim de garantir que todos os sinais tenham movimento, a seguinte restrição é proposta:

> Restrição mínima em sinais:
> Um sinal contém minimamente duas posições esqueletais.[16] (Kooij, 1997)

Hulst também assume que um esqueleto biposicional ocorre apenas em caso de um nó de locação ramificar-se. O autor segue Kooij (1997) ao supor que o esqueleto de sinais é universal e minimamente biposicional.

Há uma diferença notável entre a concepção da estrutura silábica apresentada por Hulst e aquela proposta para a ASL, por exemplo, em Perlmutter (1992). O modelo de Hulst não fornece base para analogias entre consoantes/vogais e locações/movimentos, ao passo que as propostas de Perlmutter para a ASL são baseadas em tais analogias.

---

[16] No original: *Sign Minimality Constraint: A sign contains minimally two skeletal positions.* (Kooij, 1994)

RESTRIÇÕES NA FORMAÇÃO DE SINAIS

Restrições físicas e lingüísticas especificam possíveis combinações entre as unidades mínimas (configuração de mão, movimento, locação e orientação de mão) na formação de sinais. Algumas dessas restrições são impostas pelo sistema perceptual (visual) e outras pelo sistema articulatório (fisiologia das mãos).

Siple (1978) mostrou que propriedades do sistema de percepção visual restringem a produção de sinais. A acuidade visual é maior na área da face, pois é em tal região que o interlocutor fixa o olhar. Nessa área de alta acuidade visual pelo receptor, é mais fácil detectar pequenas diferenças em CM, L ou M. Fora dessa área de proeminência perceptual, discriminações visuais não são tão precisas, dependendo mais da visão periférica do que da visão central.

Área central do espaço de sinalização (baseado em Battison, 1978, p. 44)

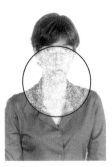

Battison (1978) demonstra que na região facial há um grande número de diferentes locações, comparada à região do tronco. Além disso, CM mais complexas (marcadas) ocorrem com maior freqüência na região da face do que na região do tronco. Essas observações relacionam-se perfeitamente com as colocações de Siple (1978) relatadas no parágrafo anterior.

As restrições fonológicas requeridas para a boa-formação de sinais podem ser exemplificadas em sinais produzidos pelas duas mãos. De um modo geral, pode-se fazer a seguinte classificação: (a) sinais produzidos com uma mão; (b) sinais produzidos com as duas mãos em que ambas são ativas, e (c) sinais de duas mãos em que a mão dominante é ativa e a mão não-dominante serve como locação.[17]

Na classificação proposta por Battison (1978), há duas restrições fonológicas na produção de diferentes tipos de sinais envolvendo as duas mãos: a condição de simetria e a condição de dominância. A primeira restrição estabelece:

---

[17]Para uma classificação mais detalhada ver Battison (1978).

a) Condição de simetria: caso as duas mãos se movam na produção de um sinal, então determinadas restrições aparecem, a saber: a CM deve ser a mesma para as duas mãos, a locação deve ser a mesma ou simétrica, e o movimento deve ser simultâneo ou alternado.

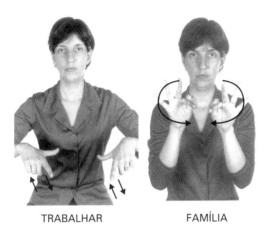

TRABALHAR   FAMÍLIA

b) Condição de dominância: se as mãos apresentam distintas CM, então a mão ativa produz o movimento, e a mão passiva serve de apoio, apresentando um conjunto restrito de CM (não-marcadas).

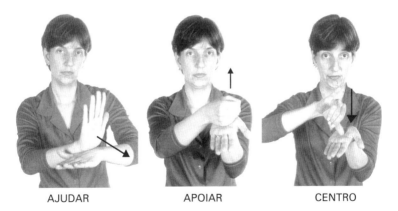

AJUDAR   APOIAR   CENTRO

As restrições na formação de sinais, derivadas do sistema de percepção visual e da capacidade de produção manual, restringem a complexidade dos sinais para que eles sejam mais facilmente produzidos e percebidos. O resultado disso é uma maior previsibilidade na formação de sinais e um sistema com complexidade controlada.

Hulst (1995a, 1996) procurou interpretar estas condições de acordo com os princípios da Fonologia da Dependência. A idéia central é que a mão não-dominante é representada como dependente da mão dominante. Dessa forma, a proposta é que, em sinais de duas mãos, a mão não-dominante possui um dos seguintes papéis: a) ou é uma cópia da mão dominante; b) ou funciona como ponto de articulação (Hulst, 1995a, p. 35). O autor representa o sinal de duas mãos como uma unidade complexa, formada por dois nós do mesmo tipo, a saber:

Representação de sinais articulados com as duas mãos

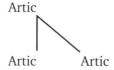

O *status* dependente da mão não-dominante explica, por exemplo, as possibilidades de escolha limitada de CM em que a mão não-dominante funciona como locação.

CONCLUSÃO

O presente capítulo abordou inicialmente a organização fonológica dos sinais, com ênfase na questão dos articuladores, dos termos utilizados na área, dos componentes formacionais dos itens lexicais e das restrições na formação de sinais.

Além disso, fez-se uma revisão da literatura sobre a fonologia da língua de sinais brasileira, com ênfase na descrição dos parâmetros fonológicos – configurações de mão (CM), movimento (M), locações (L), orientação da mão (Or) e expressões não-manuais (ENM), conforme apresentado em Ferreira-Brito (1990, 1995).

Procurou-se estabelecer uma comparação entre línguas de sinais e línguas orais no que se refere aos aspectos da representação fonológica. Dentro de uma abordagem recente das línguas de sinais, foram investigados modelos que enfatizam propriedades seqüenciais e simultâneas dos sinais.

Abordaram-se conceitos sobre a Fonologia da Dependência em línguas de sinais, procurando contextualizar tal abordagem e descrever os princípios que têm sido utilizados nas línguas de sinais. Os modelos que pesquisam os constituintes de L, M e CM foram também apresentados.

Procurou-se, desta forma, apresentar alguns dos estudos atualmente realizados na fonologia das línguas de sinais, com o objetivo de apresentar as tendências atuais.

3
MORFOLOGIA DAS LÍNGUAS DE SINAIS

DIFERENÇA ENTRE FONOLOGIA E MORFOLOGIA

O segundo capítulo deste livro dedicou-se ao estudo da fonologia. Neste capítulo será abordada a morfologia da língua de sinais brasileira. Inicialmente serão apresentadas a(s) diferença(s) entre fonética, fonologia e morfologia.

A fonética e a fonologia das línguas de sinais são áreas da lingüística que estudam as unidades mínimas dos sinais que não apresentam significado isoladamente. Por terem o mesmo objeto de estudo, são áreas relacionadas. No entanto, esse mesmo objeto é tomado de pontos de vista diferentes. A principal preocupação da fonética é *descrever* as unidades mínimas dos sinais. A fonética descreve as propriedades físicas, articulatórias e perceptivas de configuração e orientação de mão, movimento, locação, expressão corporal e facial. São investigações típicas desta área, por exemplo, descrever a *seleção dos dedos* (número de dedos selecionados), a *configuração dos dedos* (mão fechada ou aberta, dedos flexionados ou estendidos, contato e abertura entre os dedos), entre outros. Assim, pode-se descrever a configuração de mão [i] como sendo articulada com a mão fechada e com o dedo mínimo selecionado.

Configuração de mão [i]

Pode-se, deste modo, considerar a fonética como a área que investiga o aspecto material das unidades mínimas das línguas de sinais. Ela estuda os aspectos físicos dos sinais, ou seja, as bases visuais relacionadas com a percepção e as bases fisiológicas relacionadas com a produção. A fonética estuda as unidades mínimas dos sinais independentemente da função que eles possam desempenhar numa língua determinada. As unidades básicas da fonética são transcritas entre colchetes [ ].

Fonologia das línguas de sinais é um ramo da lingüística que objetiva identificar a estrutura e a organização dos constituintes fonológicos, propondo modelos descritivos e explanatórios. A primeira tarefa da fonologia para línguas de sinais é determinar quais são as unidades mínimas que formam os sinais. A segunda tarefa é estabelecer quais são os padrões possíveis de combinação entre essas unidades e as variações permitidas/possíveis no ambiente fonológico.

A fonologia estuda as diferenças percebidas e produzidas relacionadas com as diferenças de significado, como nos sinais a seguir.

Sinais que se opõem quanto à configuração de mão

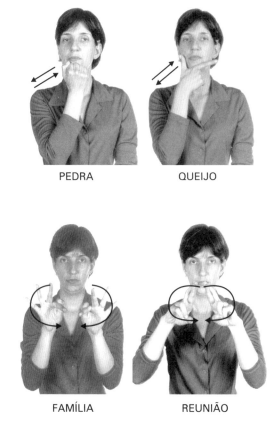

PEDRA   QUEIJO

FAMÍLIA   REUNIÃO

Sinais que se opõem quanto ao movimento

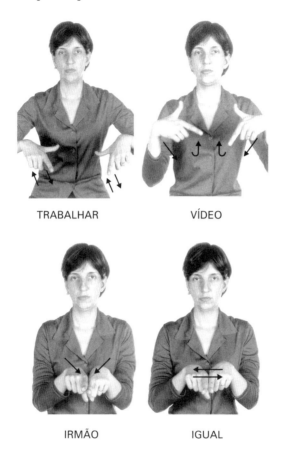

Sinais que se opõem quanto à locação

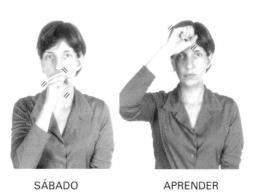

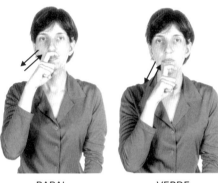

PAPAI　　　　VERDE

Em outras palavras, a fonologia estuda configuração de mão, locação, movimento, expressões não-manuais e orientação de mão segundo a função que eles cumprem numa língua específica, as unidades relacionadas às diferenças de significado e a sua inter-relação significativa para formar sílabas, morfemas e sinais. A fonologia relaciona-se, também, com a parte da teoria geral da linguagem humana que investiga as propriedades universais do sistema visuoespacial das línguas de sinais, ou seja, referente aos fonemas possíveis que podem ocorrer nas línguas. As unidades mínimas da fonologia são os fonemas que, por convenção, são representados entre barras inclinadas //, também nas línguas de sinais.

Parte-se, assim, da concepção de que cada língua apresenta um número determinado de unidades mínimas cuja função é determinar a diferença de significado de um sinal em relação a um outro sinal. Por exemplo, o sinal PEDRA diferencia-se de QUEIJO pelo uso de diferentes configurações de mão, embora a locação, movimento, orientação de mão e expressões não-manuais permaneçam inalteradas. Esses tipos de unidades como /L/ e /A/, que permitem diferenciar significados, denominam-se fonemas. Assim, /L/ e /A/ são fonemas da língua de sinais brasileira.

A fonética e a fonologia são áreas diferentes que operam com seus próprios métodos; porém, elas se condicionam mutuamente em seu valor e desenvolvimento. Por exemplo, descrever a fonologia de uma língua de sinais sem considerar o aspecto fonético seria absurdo. Do mesmo modo, o estudo da fonética de uma língua de sinais resulta pouco proveitoso se não se considerar a função que os elementos fônicos desempenham no sistema dessa língua.

A fonologia estuda os sistemas fonológicos das línguas, ou seja, o conjunto de elementos abstratos relacionados entre si que o utente utiliza para discriminar e delimitar as unidades significativas de sua língua. Como é possível descobrir e tornar explícito esse sistema? A identificação dos fonemas é feita segundo uma bateria de testes, os mais comuns relacionando-se com os critérios de oposição, distribuição complementar, semelhança fonética e variação livre.[1] Os procedimentos fonêmicos definidos pelo modelo de análise fonêmica proposto por Pike (1947) visam a caracterizar o inventário de fonemas de uma língua e seus respectivos alofones. Desta forma, têm-se os seguintes passos para a análise fonêmica, útil tanto para a descrição das línguas orais quanto para a das línguas de sinais:

P1: Coletar o *corpus*.
P2: Colocar todos os segmentos encontrados no *corpus* na tabela fonética.
P3: Identificar os elementos foneticamente semelhantes.
P4: Identificar fonemas e alofones caracterizando a distribuição complementar ou listando os pares mínimos relevantes.
P5: Colocar os segmentos na tabela fonêmica.

A partir da descrição fonética, pretende-se chegar à definição do quadro fonêmico, considerando cada um dos procedimentos apresentados anteriormente. Sabe-se que as condições para o procedimento P1 – de coleta de *corpus* – é satisfeito uma vez que se tenha acesso aos dados da língua de sinais. Tais dados são coletados através de filmagem de situações espontâneas de uso da língua. O procedimento P2 define que todos os segmentos encontrados no *corpus* devem ser colocados na tabela fonética. Neste sentido, é necessário descrever todos os segmentos de configuração e orientação de mão, movimento, locação e expressões não-manuais presentes na língua em questão. O procedimento P3 requer a identificação dos elementos foneticamente semelhantes. Deve-se fazer uma lista de pares suspeitos. Pares suspeitos são definidos a partir de elementos foneticamente semelhantes. Uma análise de pares suspeitos caracteriza os dois segmentos em questão como fonemas distintos ou como alofones de um mesmo fonema. Tal procedimento é requisitado pelo procedimento P4 que solicita a identificação dos fonemas e alofones caracterizando a distribuição complementar ou listando os pares mínimos relevantes. À medida que se identificam os fonemas e alofones da língua de sinais, preenche-se a tabela fonêmica, satisfazendo assim o procedimento P5 e concluindo a análise fonêmica.

A partir da conceituação de fonética e fonologia, uma nova questão surge: o que estuda a morfologia das línguas de sinais? Inicialmente, serão apresentadas a definição de morfologia e a aplicação desse conceito nos estudos das línguas de sinais.

MORFOLOGIA

Ao abordar-se esse tema, cabe inicialmente apresentar alguns questionamentos gerais feitos ao estudo da morfologia da língua de sinais brasileira.

---

[1]Sugestão de leitura sobre fonética e fonologia: Massini-Cagliari (2001) e Mori (2001), respectivamente.

a) *Tradição decorrente do estudo das línguas orais* – A primeira dificuldade ao se tentar descrever e explicar a morfologia da língua de sinais brasileira é o peso da tradição, que dificulta a revisão e a adoção de novas posições. A questão é: realizar um estudo da morfologia a partir da análise da morfologia das línguas orais ou reduzir-se ao estudo da morfologia das línguas de sinais? Ao optar-se pela primeira, pode-se desconsiderar as especificidades das línguas de sinais, quanto à sua modalidade de percepção e produção. Ao optar-se pela segunda, depara-se com uma bibliografia reduzida e limitada, principalmente ao estudo da língua de sinais americana. Além disso, na língua de sinais brasileira, raros são os estudos lingüísticos realizados nesta área.

b) *Omissão* – O fator preocupante não é, na verdade, aquilo que é investigado acerca da morfologia, mas aquilo que não há condições de investigar pela abrangência de aspectos a serem analisados e pela carência de evidências empíricas e teóricas.

c) *Pesquisa* – A pesquisa lingüística não pode ser restringida ou controlada por questões relacionadas com o ensino da língua. A preocupação deste capítulo é com a descrição e explicação de fatos lingüísticos acerca da morfologia da língua de sinais brasileira. O cunho é, portanto, mais lingüístico do que pedagógico.

d) *Nomenclatura* – As gramáticas das línguas orais usam determinada nomenclatura nas abordagens apresentadas. A preocupação neste livro está centrada na definição da nomenclatura utilizada e na busca por universais lingüísticos compartilhados entre línguas de sinais e línguas orais, sem querer impor uma camisa-de-força a todos os dados e evidências obtidas através da investigação da língua de sinais brasileira.

Tais questionamentos são úteis para a contextualização dos estudos sobre a morfologia da língua de sinais brasileira. Será apresentada a definição de morfologia e de morfema.

Morfologia é o estudo da estrutura interna das palavras ou dos sinais, assim como das regras que determinam a formação das palavras. A palavra morfema deriva do grego *morphé*, que significa forma. Os *morfemas* são as unidades mínimas de significado.

Alguns morfemas por si só constituem palavras, outros nunca formam palavras, apenas constituindo partes de palavras. Desta forma, têm-se os morfemas presos que, em geral, são os sufixos e os prefixos, uma vez que não podem ocorrer isoladamente, e os morfemas livres que constituem palavras.

Mas, na medida em que se pode formar palavras a partir de outras palavras, é importante reconhecer que as palavras podem ser unidades complexas, constituídas de mais de um elemento.

Isso não significa que não existam palavras indivisíveis: no português, substantivos como *boi, sal, mar,* entre outros, são monomorfêmicos, isto é, constituídos de apenas um elemento, de um morfema. Mas outras palavras são constituídas de vários elementos, como no adjetivo *infeliz*, que é constituído de dois elementos, o prefixo negativo *in-* e o adjetivo *feliz*; também o substantivo *capacidade* é constituído do adjetivo *capaz* acrescido do sufixo *-idade*; já o substantivo *guarda-chuva* é constituído pelos dois elementos *guarda* e *chuva;* e assim por diante.

Todos os utentes de uma língua conhecem milhares de palavras. Os utentes das línguas de sinais conhecem também milhares de sinais. Associar o sinal com o seu significado correspondente faz com que as pessoas identifiquem os sinais da língua. Pessoas surdas, usuárias de uma língua de sinais, sabem, em virtude de seu conhecimento fonológico, se uma cadeia de CM, M e L poderia ser um sinal de sua língua. Se não conhecessem o significado do seguinte sinal...

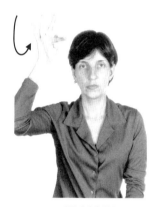

FILOSOFIA

... concluiriam este sinal é desconhecido ou que não é um sinal pertencente à sua língua.

Assim como as palavras em todas as línguas humanas, mas diferentemente dos gestos, os sinais pertencem a categorias lexicais ou a classes de palavras tais como nome, verbo, adjetivo, advérbio, etc. As línguas de sinais têm um léxico e um sistema de criação de novos sinais em que as unidades mínimas com significado (morfemas) são combinadas. Entretanto, as línguas de sinais diferem das línguas orais no tipo de processos combinatórios que freqüentemente cria palavras morfologicamente complexas. Para as línguas orais, palavras complexas são muitas vezes formadas pela adição de um prefixo ou sufixo a uma raiz. Nas línguas de sinais, essas formas resultam freqüentemente de processos não-concatenativos em que uma raiz é enriquecida com vários movimentos e contornos no espaço de sinalização (Klima e Bellugi, 1979).

O LÉXICO DA LÍNGUA DE SINAIS BRASILEIRA

A estrutura dos sinais da língua de sinais brasileira é complexa, apresentando algumas propriedades presentes nas línguas de sinais, que não são encontradas nas línguas orais.

Seguindo proposta de Brentari e Padden (2001), propõe-se a seguinte composição no léxico:

O léxico na língua de sinais brasileira
(o círculo em negrito representa o léxico nativo)

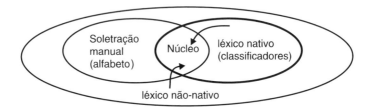

Observa-se que o léxico não-nativo contém também palavras em português que são soletradas manualmente, e essas formas podem ser consideradas na periferia do léxico da língua de sinais brasileira. O alfabeto soletrado manualmente, seguindo proposta de Padden (1998) para a ASL, é um conjunto de configurações de mão que representam o alfabeto português.

Sinalizadores da língua de sinais brasileira soletram palavras do português em uma variedade de contextos, para introduzir uma palavra técnica que não tem sinal equivalente (por exemplo, D-I-A-F-R-A-G-M-A).

D-I-A-F-R-A-G-M-A

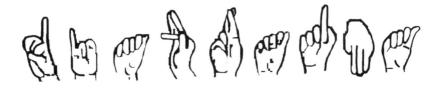

Soletração manual não é uma representação direta do português, é uma representação manual da ortografia do português, envolvendo uma seqüência de configurações de mão que tem correspondência com a seqüência de letras escritas do português.

Seguindo proposta de Battison (1978), palavras do português podem ser emprestadas à língua de sinais brasileira, via soletração manual. Por exemplo, o sinal AZL ou AL é derivado da soletração manual A-Z-U-L, assim como o sinal NUN é derivado da soletração N-U-N-C-A, conforme ilustram os exemplos abaixo:

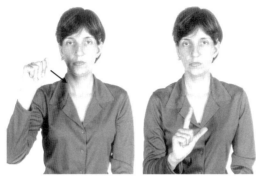

AZUL

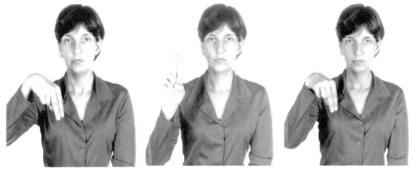

NUNCA

De um modo geral, todas as línguas, orais ou de sinais, incorporam em seu vocabulário palavras estrangeiras, que são consideradas como empréstimos lingüísticos. Têm-se, no português, várias palavras de outras línguas, que foram incorporadas nesse léxico, tais como: abajur, xampu, turnê, jeans, lingerie.

Itô e Mester (1995) propõem para o japonês (oral) uma estrutura núcleo-periferia em que o vocabulário nativo existe primeiramente no núcleo, e o vocabulário estrangeiro (estrangeirismos) pode ser mapeado através do arranjamento núcleo-periferia, dependendo da extensão em que a estrutura fonológica conforma-se às restrições do vocabulário nativo.

Padden (1998) propõe uma estrutura semelhante – núcleo-periferia – para o léxico da ASL: no núcleo estão os sinais nativos (léxico nativo) que obedecem a todas as restrições de boa-formação dos sinais, e em direção à periferia estão os sinais estrangeiros (léxico não-nativo), sendo que alguns obedecem a algumas restrições de boa-formação de sinais. E no extremo da periferia está o vocabulário estrangeiro que conforma-se minimamente às restrições da língua. Por exemplo, sinais nativos da ASL apresentam restrições nas mudanças do tipo de CM em um mesmo sinal, mas muitos sinais soletrados manualmente violam essa condição. Essencialmente, em um sinal a CM pode mudar, sendo a CM inicial aberta e a CM final fechada ou vice-versa. Além disso, muitos sinais mantêm o mesmo dedo selecionado ativo durante a articulação do sinal (Brentari, 1990; Corina, 1993).

Na língua de sinais brasileira, a seqüência de configurações de mão N-U-N-C-A viola a restrição de boa-formação dos sinais, pois envolve distintos grupos de dedos selecionados, mas o sinal nativo LUA (L-A) não viola, já que envolve o mesmo grupo de dedos selecionados e mudanças na seqüência de CM de "aberto" para "fechado", conformando-se às restrições nas seqüências de CM encontradas em sinais nativos no núcleo do léxico. Outros sinais que originam-se da soletração manual podem violar as restrições na mudança de CMs, mas aderem a outras restrições, tais como o número permitido de mudanças na orientação de mão. Por exemplo, o empréstimo do sinal SOL viola a

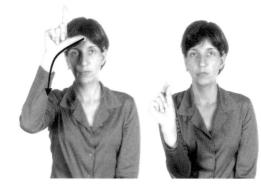

LUA

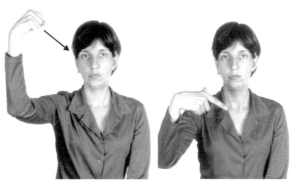

SOL

restrição na mudança de CM, pois a seqüência de configurações de mão "S" para "L" envolve dois distintos grupos de dedos selecionados, mas essa seqüência contém apenas uma simples mudança na orientação, como acontece com os sinais nativos (Brentari, 1998). Observa-se também que mudanças ocorrem através dos tempos no tipo de seqüência de configuração ou orientação de mão, em que os sinais ajustam-se às restrições de boa-formação do sistema lingüístico das línguas de sinais.

A palavra soletrada manualmente N-U-N-C-A viola tanto restrições na seqüência de CM quanto no número de mudanças de orientação de mão exigidos pelo sistema lingüístico, e então esse sinal deve ser considerado bem na periferia do léxico da língua de sinais brasileira. É interessante observar que esse sinal tem passado por um processo de mudança, em que se observa diacronicamente um comportamento de redução tanto no número de configuração de mão quanto no número de orientação de mão envolvidos na articulação do sinal. Assim, tem-se sincronicamente para esse sinal a seqüência NCA ou NUN, que se ajusta às restrições fonológicas da língua de sinais brasileira, pois envolve o mesmo número de dedos selecionados (N-U-N-C-A → N-C-A → N-U-N).

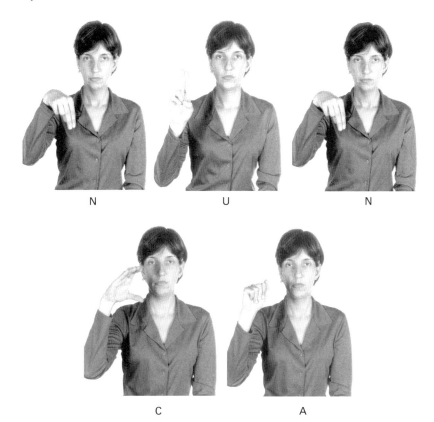

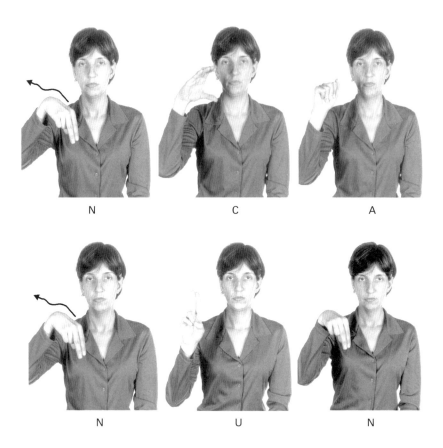

A análise dos sinais soletrados manualmente ilustra a similaridade entre as línguas orais e as línguas de sinais com respeito ao modo de organização dos empréstimos lingüísticos no léxico da língua em questão. O que é único nas línguas de sinais é que o vocabulário estrangeiro entra na língua via um sistema que representa a ortografia de uma língua estrangeira (conforme Padden, 1998).

Através da organização do léxico nativo e estrangeiro ao longo de um contínuo que vai na direção núcleo-periferia, Padden (1998) argumenta que graus de nativização e variação em conformidade com restrições fonológicas podem ser mais facilmente explicados. Então, as formas soletradas manualmente não são completamente independentes dos sinais nativos da língua de sinais brasileira; antes, as restrições formacionais propostas para sinais nativos aplicam-se também, em vários graus, às formas soletradas manualmente e ao léxico não-nativo.

Os sinais que utilizam classificadores, considerados como léxico nativo, formam um outro componente no léxico das línguas de sinais, pois essas formas também podem violar restrições formacionais do núcleo lexical (por exemplo, tais sinais podem violar as restrições de simetria e dominância em sinais articulados com as duas mãos, discutidas no capítulo de fonologia). Os classificadores têm distintas propriedades morfológicas, são formas complexas em que a configuração de mão, o movimento e a locação da mão podem especificar qualidades de um referente. Classificadores são geralmente usados para especificar o movimento e a posição de objetos e pessoas ou para descrever o tamanho e a forma de objetos. Por exemplo, para descrever uma pessoa caminhando em um labirinto, o sinalizador deve usar um classificador em que a configuração de mão (referindo à pessoa) move-se em ziguezague; para descrever um carro andando, o sinalizador produz uma configuração de mão em "B", que refere-se a veículos. Essas configurações de mão ocorrem em predicados que especificam a locação de um objeto (por exemplo, a posição de um relógio, uma folha de papel ou um copo) ou a forma de um objeto (por exemplo, uma vara fina e comprida).

Um aspecto específico da modalidade do léxico da língua de sinais é o sistema separado de construções com classificadores que participam densamente na formação de novas palavras. Embora o termo classificador seja usado, estas construções diferem das línguas orais, e aspectos de sua construção são extremamente influenciados pela modalidade visual-espacial. Entretanto, quando um classificador entra no léxico nuclear, ele segue padrões de lexicalização encontrados nas línguas naturais, independentemente da natureza específica da modalidade. Nas línguas orais, quando palavras (ou frases) complexas diacronicamente tornam-se monomorfêmicas (ou palavras simples), há uma mudança no significado, uma perda da composicionalidade morfológica, e uma conformidade às restrições formacionais e rítmicas em palavras simples. Por exemplo, no português a palavra 'planalto' é originalmente uma composição de 'plano' e 'alto', mas ela não é mais pronunciada como duas palavras, mas como uma só. Semelhantemente, mudanças morfológicas e semânticas ocorrem na lexicalização da língua de sinais brasileira de TRÂNSITO e PASSAR POR.

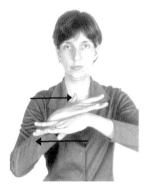

TRÂNSITO

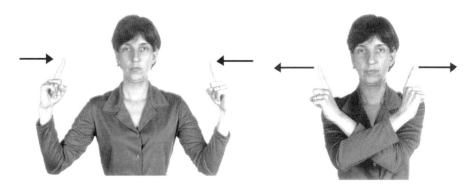

PASSAR-UM-PELO-OUTRO

Assim, embora os classificadores possam ser singulares às línguas de sinais, as mesmas forças lingüísticas que modelam as mudanças lexicais e formação de palavras nas línguas naturais aplicam-se a essas construções também. Segue então a análise de alguns desses processos de mudanças.

PROCESSOS DE FORMAÇÃO DE PALAVRAS

A morfologia tradicional apresenta basicamente duas áreas de investigação: a derivacional e a flexional. A primeira detém-se ao estudo da formação de diferentes palavras com uma mesma base lexical, por exemplo, no português 'sonhador' é derivado de 'sonhar'. A segunda envolve o estudo dos processos que acrescentam informação gramatical à palavra que já existe. As categorias gramaticais que podem ser parte de uma palavra através da flexão são: gênero, número, tempo, pessoa, caso e aspecto. O português apresenta uma flexão verbal riquíssima, incluindo número, pessoa, tempo e modo: o verbo 'cantar' na primeira pessoa do plural no tempo presente, modo indicativo, é 'cantamos'.

Nas línguas de sinais há descrições que referem tanto os processos derivacionais como os processos flexionais. Vale destacar, no entanto, que há um consenso no sentido de se entender os processos envolvendo a combinação de aglutinação e incorporação. Há línguas que apresentam o primeiro, isto é, os processos de aglutinação para formar palavras. São as chamadas línguas concatenativas, por exemplo:

Húngaro
beadogattathattuk
be – ad – o   gat – tat – hat – t – uk
em-dar-eles-distributivo-causa-poder-passado-nós
"nós poderíamos fazer alguém entregar a eles de pedaço em pedaço"

Onandaga
tashako?ahsv:?
t – a – shako – ?ahs – v: – ?
causa-passado-ele para ela-cesta-alcançar-passado
"ele entregou a cesta para ela"

(Jackendoff, 1994, p. 94)

Estes exemplos ilustram uma organização composicional, na qual um elemento se junta com outro. Desta forma, pode-se observar que há sinais que se apresentam de forma análoga. Parece que, de fato, a formação de sinais envolve também uma espécie de incorporação de vários elementos que são expressos através da combinação elementos, por exemplo as informações parecem estar dentro do verbo através do movimento das mãos. Esse fenômeno parece ser análogo ao que acontece com as línguas semíticas. Nestas, os verbos preservam a ordenação das consoantes e mudam as vogais:

Árabe

Katab**a**   "ele escreveu"
Kaatab**a**   "ele correspondeu"
Kutib   "estava escrito"

(Jackendoff, 1994, p.95)

No exemplo em Árabe, as informações que modificam o verbo estão dentro da palavra, assim como se observa nos verbos e nos classificadores das línguas de sinais. Assim, parece que há um paralelo entre as línguas semíticas e as línguas de sinais quanto a este processo.

A seguir, serão apresentados alguns exemplos de formação de sinais na língua de sinais brasileira, que ilustram tanto processos concatenativos (ou seja, a combinação de vários elementos que compõem um sinal), quanto processos de incorporação de diferentes elementos dentro dos sinais.

Derivação nas línguas de sinais

A representação de palavras e sinais morfologicamente complexos é outra questão que deve ser abordada pela teoria lexical. Poizner, Newkirk, Bellugi e Klima (1981) mostraram que sinais morfologicamente complexos são organizados na memória não como formas holísticas, mas em termos de uma forma-base e uma flexão. Através de um experimento envolvendo sinais, o padrão de recombinação de morfemas foi tomado como evidência de que sinalizadores decodificam a forma-base e a flexão morfológica separadamente.

Entretanto, essas evidências não dirigem a questão de como a estrutura morfológica é organizada e representada no léxico. Afinal, que formas lingüísticas devem fazer parte da lista de itens lexicais de um sinalizador nativo? De que é constituído o léxico mental de uma pessoa? De morfemas? De lexemas? De afixos? De desinências? Para as línguas orais, desde Halle (1973), há autores que afirmam que a lista é formada de morfemas. Ora, é preciso considerar que o falante conhece não apenas o morfema isolado, mas também, separadamente, os produtos das combinações entre os morfemas. Assim, ele conhece *paquerar,* o morfema *-dor* e o produto *paquerador*. Para Selkirk (1982) e Rocha (1998), o léxico mental de um falante nativo é constituído de morfemas, como também de todas as formas lingüísticas conhecidas do falante, sejam elas morfemas ou não (Rocha, 1998, p. 62). Na língua de sinais americana, a repetição e a combinação de morfemas é freqüentemente utilizada para investigar essas questões e referir a idéia de que todas as formas lingüísticas fazem parte da lista de itens lexicais de um sinalizador nativo, constituindo o léxico mental, seja morfema, lexema, afixo, desinência, etc. Um dos experimentos realizados comprovou que decisões lexicais (e outras respostas lexicais) são mais rápidas quando uma palavra é previamente vista no experimento. Por exemplo, quando duas palavras são variantes morfológicas uma da outra (caminhando, caminho), em que as bases encontradas na identificação dos sinais são as mesmas (caminhar, caminhar), a decisão lexical do informante é mais rápida, indicando que um simples morfema-base é ativado. (Emmorey, 2002, p. 131).

Nesta parte, serão analisados alguns processos derivacionais, tais como a nominalização na língua de sinais brasileira, a formação de compostos e a incorporação de numerais nos sinais.

Derivando nomes de verbos

Uma das principais funções da morfologia é a mudança de classe, isto é, a utilização da idéia de uma palavra em uma outra classe gramatical. Forma-se um novo sinal para se utilizar o significado de um sinal já existente num contexto que requer uma classe gramatical diferente. Um tipo de processo morfológico bastante comum na língua de sinais brasileira é aquele que deriva nomes de verbos (ou vice-versa).[2] O português pode formar nomes de verbos pela adição de um sufixo, por exemplo, *programar - programador* ou pela mudança de acento (fabrica - fábrica).

Seguindo proposta de Supalla e Newport (1978) para a ASL, observa-se que a língua de sinais brasileira pode derivar nomes de verbos pela mudança

---

[2]Supalla e Newport (1978) não se posicionam sobre a questão de nomes derivarem de verbos ou vice-versa.

no tipo de movimento. O movimento dos nomes repete e encurta o movimento dos verbos, conforme exemplo da figura a seguir.

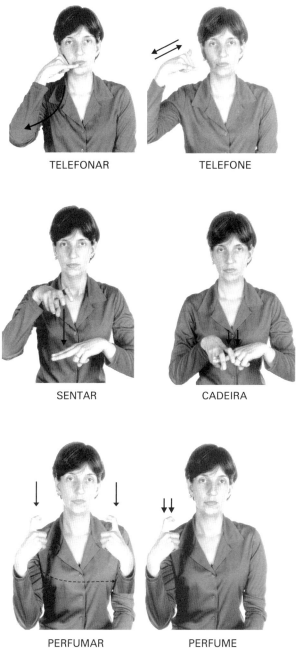

TELEFONAR TELEFONE

SENTAR CADEIRA

PERFUMAR PERFUME

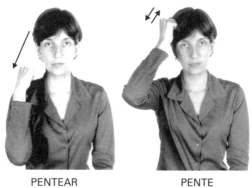

PENTEAR   PENTE

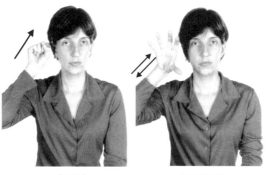

OUVIR   OUVINTE

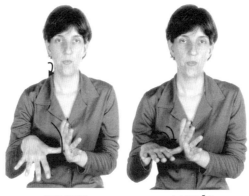

ROUBAR   LADRÃO

Afirmou-se anteriormente que a morfologia é o estudo da formação de palavras, de como uma língua usa as unidades mínimas com significado para construir novas palavras ou sinais. O português tem um grupo de verbos dos quais os nomes são derivados. Em cada um dos casos, as diferenças entre nomes e verbos são encontradas, em geral, na inserção de afixos à palavra-base. Ou seja, os verbos presentes em uma língua são usados para criar nomes. Tal processo é denominado de nominalização. Entretanto, por nominalização entende-se a criação de um substantivo a partir de qualquer categoria que não seja um substantivo. Dá-se, portanto, a mudança categorial de um não-substantivo para um substantivo (Rocha, 1998, p 125). São exemplos desse padrão, em português:

Verbos	Nomes
Preparar	Prepara*ção*
Confiar	Confia*nça*
Contar	Cont*agem*
Pescar	Pesca*dor*
Participar	Participa*nte*
Beber	Bebe*douro*
Dormir	Dormi*tório*
Informar	Informa*ção*
Agradecer	Agradeci*mento*
Bater	Bat*ida*

Os sufixos nominalizadores, *-ção, -nça, -agem, -dor, -nte, -douro, -tório, -mento, -ida,* entre outros, são extremamente produtivos no português, para a formação de novas palavras.

Este exemplo da morfologia do português ilustra a diferença entre um morfema que é uma *base* e um morfema que é um *produto*. Os conceitos de base e produto estão relacionados com a intuição que o falante tem de uma palavra primitiva e palavra derivada. De fato, perguntando-se a um falante nativo de onde vêm palavras como *cabeludo* e *reinventar,* crê-se que não haverá dificuldade para ele dizer que vêm de *cabelo* e *inventar*, respectivamente. Esse conceito de *produto* é importante no entendimento da morfologia da língua de sinais brasileira.

Observa-se que a língua de sinais brasileira também apresenta um padrão regular para a distinção entre nomes e verbos, conforme os exemplos que estão listados a seguir.

Verbos e nomes relacionados na língua de sinais brasileira:

Verbos	Substantivos
Telefonar	Telefone
Sentar	Cadeira
Perfumar	Perfume
Pentear	Pente
Ouvir	Ouvinte
Roubar	Ladrão

Os pares de sinais que diferenciam nomes e verbos foram inicialmente analisados na ASL por Ted Supalla e Elissa Newport, dois pesquisadores que publicaram suas conclusões em 1978. Supalla e Newport observaram que pares de nomes e verbos diferem-se um do outro apenas no tipo de movimento do sinal. Tais conclusões, aplicáveis às regras morfológicas da língua de sinais brasileira, podem ser ilustradas com o par SENTAR e CADEIRA: a locação, a configuração e a orientação de mão dos dois sinais são as mesmas, mas o movimento é diferente. É o movimento que cria a diferença no significado entre os dois tipos de sinais. Neste sentido, a locação, a configuração e a orientação de mão dos sinais ROUBAR e LADRÃO são as mesmas, mas o movimento é diferente.

Supalla e Newport focalizam a análise do movimento e descrevem as diferenças entre o movimento do verbo e do nome em detalhes, concluindo que os pares apresentam a mesma locação, configuração e orientação de mão, e que o nome simplesmente repete ou reduplica a estrutura segmental do verbo, conforme exemplos a seguir.

Substantivos e verbos que diferem quanto ao movimento na ASL
(Valli e Lucas, 1992, p. 54)

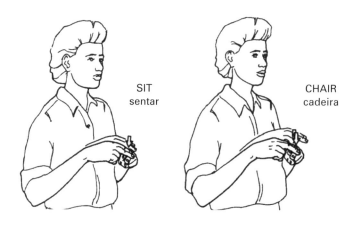

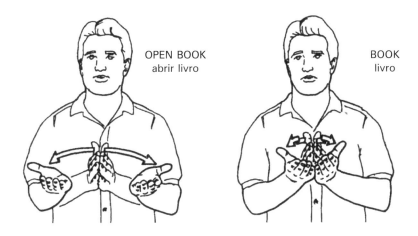

Esse processo de repetição é chamado reduplicação. Semelhante à nominalização no português, na língua de sinais brasileira repete-se o morfema-base (verbo) e tem-se como produto um nome. O processo de adicionar morfemas a uma forma base é uma forma de criar novas unidades lexicais.

Discutiu-se nesta seção que a língua de sinais brasileira cria novas unidades a partir de formas já existentes, apresentando a tendência de repetir ou mudar o movimento na estrutura segmental da forma-base, enquanto mantém as outras unidades – locação, configuração e orientação de mão – inalteradas. Abre-se aqui um novo campo de estudos na lingüística aplicada às línguas de sinais, ou seja, identificar quais são os processos de derivação de outras classes de sinais, campo de investigação ainda por ser aprofundado.

Formação de compostos

Viu-se na seção anterior que uma forma de criar novos sinais na língua de sinais brasileira é através da derivação. Nesta seção, será investigada outra forma de criar novos sinais: a composição. Segundo Rocha (1998, p. 187), a composição é um processo autônomo em que se juntam duas bases preexistentes na língua para criar um novo vocábulo, dito composto. São exemplos de composição no português:

Trem-de-ferro
Aguardente
Salário-família
Cadeira de balanço
Lipoaspiração
Ciclovia

O processo de composição é um fenômeno bastante rico e diversificado em língua portuguesa que envolve a junção de uma base a outra base. O que caracteriza e define a função do processo de composição é a sua estrutura, de tal maneira que, das bases que se juntam para formar uma palavra, cada uma tem seu papel definido pela estrutura.

Exemplos:

Substantivo (núcleo) + substantivo (modificador ou especificador).
sofá-cama, peixe-espada, couve-flor

Substantivo (núcleo) + adjetivo (modificador)
obra-prima, livre-arbítrio, caixa-alta

Verbo + substantivo (função análoga à de objeto direto do verbo)
guarda-roupa, mata-mosquito, porta-bandeira

Conforme exposto, a composição é um processo de formação de palavras que utiliza estruturas sintáticas para fins lexicais. A própria estruturação geral do processo de composição se relaciona com a natureza de sua função, que é inteiramente diferente do da derivação: enquanto na derivação tem-se a expressão de noções comuns e gerais, a composição é um processo que vai permitir categorizações cada vez mais particulares. Com a utilização de estruturas sintáticas para fins lexicais, os processos de composição permitem a nomeação ou caracterização de seres pela junção de dois elementos semânticos, de existência independente no léxico, em apenas um elemento lexical.

Não é por acaso que as formas compostas são freqüentemente desligadas do significado estrito de seus componentes. O distanciamento entre o significado do todo e o significado das partes é normal nas formas compostas pela própria função da nomeação (*sofá-cama, papel-alumínio, peixe-espada, navio-escola, carta-bilhete)*. Esse distanciamento é especialmente acentuado no caso das formações metafóricas (*olho-de-sogra, louva-a-deus, peixe-espada)*.

A composição utiliza a estruturação sintática para fins de criação lexical; constitui-se num processo de função semântica e tem por objetivo fundamental a denominação, na qual se revela nitidamente a importância da função metafórica na engrenagem da criação (Basílio, 1987).

Assim, criar novas palavras pelo processo de composição é muito comum nas línguas do mundo e este processo é bastante freqüente também na língua de sinais brasileira.

Scott Liddel (1984) desenvolveu estudos sobre os compostos na ASL. Ele observou que dois sinais formam um sinal composto quando mudanças predicáveis ocorrem como o resultado de aplicação de regras, da mesma forma como acontece com palavras da língua inglesa. Ele apresenta dois tipos de regras que causam as mudanças – regras morfológicas e regras fonológicas. Nesta unidade serão focalizadas as regras morfológicas, visto que as regras fonológicas já foram descritas no Capítulo 2 deste livro.

Regras morfológicas são aplicadas especificamente para criar novas unidades com significados (compostos). Três regras morfológicas são usadas para criar compostos na ASL: (1) a regra do contato; (2) a regra da seqüência única e (3) a regra da antecipação da mão não-dominante. Será observada a aplicação de tais regras na língua de sinais brasileira.

(1) Regra do contato: Freqüentemente um sinal inclui algum tipo de contato, seja no corpo, seja na mão passiva. Em compostos, o primeiro, o segundo ou o único contato é mantido. Isto significa que se dois sinais ocorrem juntos para formar um composto e o primeiro sinal apresenta contato, este contato tende a permanecer. Se o primeiro sinal não apresenta contato, mas o segundo sinal sim, este contato permanece na composição. É importante observar que se um sinal composto apresenta contato no primeiro ou no segundo sinal, o contato pode permanecer nos dois sinais que formam o composto ou em apenas um deles. Como exemplos da aplicação dessa regra na língua de sinais brasileira têm-se ACREDITAR (saber + estudar) e ESCOLA (casa+estudar).

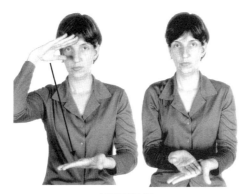

ACREDITAR

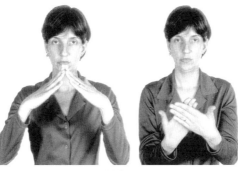

ESCOLA

(2) Regra da seqüência única: Quando compostos são formados na língua de sinais brasileira, o movimento interno ou a repetição do movimento é eliminada. Isto é chamado de regra de seqüência única. Os sinais PAI e MÃE (isoladamente) apresentam movimento repetido. No entanto, se os sinais PAI+MÃE ocorrem juntos formando um sinal composto, denotando PAIS, a repetição ou o movimento interno do dedo é eliminado.

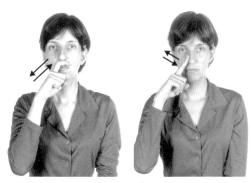

PAI MÃE

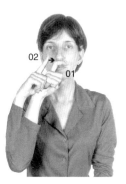

PAIS

(3) Regra da antecipação da mão não-dominante: Quando dois sinais são combinados para formar um composto, freqüentemente acontece que a mão passiva do sinalizador antecipa o segundo sinal no processo de composição. Por exemplo, no sinal composto BOA+NOITE, observa-se que a mão não-dominante aparece no espaço neutro em frente ao sinalizador com uma configuração de mão que envolve

o sinal composto. Isto pode ser visto também nos sinais ACREDITAR (saber+estudar) e ACIDENTE (carro+bater).

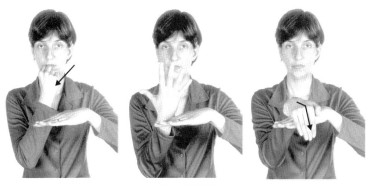

BOA-NOITE

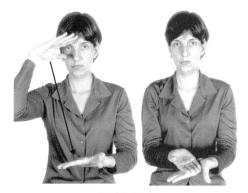

ACREDITAR

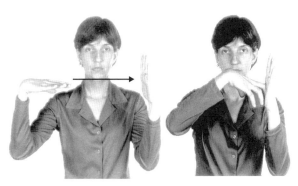

ACIDENTE

O resultado de uma composição é que um novo significado é criado. Não é possível predizer o significado de um novo sinal apenas olhando o significado dos sinais que formam o composto. Por exemplo, os sinais PAI e MÃE formam o composto PAIS, mas aprendizes da língua de sinais brasileira não podem predizer o significado de sinais compostos, e muitos sinalizadores nativos surpreendem-se ao aprender a origem de compostos. Da mesma forma, os sinais SAPO e CAIR aparecem juntos para formar o sinal SAPUCAIA (cidade do Rio Grande do Sul), mas o significado do composto não é óbvio simplesmente da junção dos dois sinais. Semelhantemente, no português temos *louva-a-deus, olho-de-sogra*. Se se considerar que o docinho (*olho-de-sogra*) tem algo das características de um olho, mas certamente a associação com olho é desagradável, então surge o uso do termo *sogra*, que é personagem considerada desagradável em nossa cultura. Um outro exemplo seria *louva-a-deus* em que a postura do inseto lembra a postura de alguém em oração, mas é impossível inferir um inseto a partir de *louva-a-deus* ou um docinho a partir de *olho-de-sogra* (Basílio, 1987, p. 32).

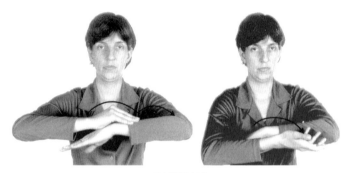

SAPUCAIA

Assim, tanto no português quanto na língua de sinais brasileira, o distanciamento entre o significado do todo e o significado das partes é normal nas formas compostas pela própria função da nomeação; esse distanciamento é especialmente acentuado no caso das formações compostas metafóricas.

Em síntese, o português e a língua de sinais brasileira apresentam processos regidos por regras na formação de compostos. A língua de sinais brasileira apresenta regras morfológicas e fonológicas na criação de novos sinais, e quando dois sinais aparecem juntos para formar um composto, mudanças predicáveis na estrutura do sinal se manifestam.

Incorporação de numeral

Nesta unidade, são observados como morfemas presos (isto é, unidades mínimas com significado que não ocorrem isoladamente) podem se combinar para criar novos significados.

Na língua de sinais brasileira, verifica-se que o conceito, por exemplo, de *dois meses* ou *três meses* pode ser expresso pela mudança na configuração de mão do sinal. Pela mudança na configuração de mão de 1 para 2 ou para 3, o número de meses referidos muda. A locação, orientação e expressões não-manuais permanecem as mesmas. Este processo é conhecido como incorporação de numeral.

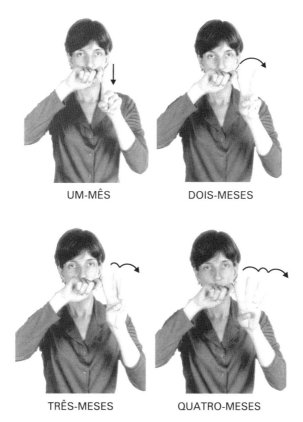

Pode-se dizer que o sinal DOIS-MESES tem duas partes com significado (dois morfemas). Uma delas significa MÊS e é a parte que inclui a locação, orientação e expressões não-manuais. A outra parte é a configuração de mão, que carrega o significado de um numeral específico. Quando as duas partes são produzidas simultaneamente, o significado do sinal é DOIS-MESES, se a configuração de mão apresentar o número dois; TRÊS-MESES ou QUATRO-MESES, se a mesma apresentar o numeral três ou quatro, respectivamente.

Os morfemas neste exemplo são presos, isto é, devem ocorrer com outro morfema. Por exemplo, a configuração de mão não pode ocorrer isoladamente, mas deve ocorrer em uma estrutura segmental, com uma locação, uma orientação e possivelmente uma expressão não-manual. Morfemas presos são diferentes de morfemas livres, que podem ocorrer isoladamente. Por exemplo, o sinal ONTEM na língua de sinais brasileira é um morfema livre. Seus elementos constitutivos – locação, movimento, configuração e orientação de mão – não têm significado independente e não são morfemas, mas quando eles são articulados juntos, o resultado é uma unidade com significado, um morfema livre. É interessante, neste caso, ver a diferença entre o item lexical ONTEM e o sinal ANTEONTEM. Em ONTEM, os elementos constitutivos não têm significado independente e não são morfemas, mas o sinal todo é um morfema (ou seja, um sinal monomorfêmico). O sinal ANTEONTEM tem uma configuração de mão diferente de ONTEM, caracterizando-se como um morfema preso. Em outras palavras, o sinal ANTEONTEM é realizado com dois morfemas.

O processo de incorporação de numeral é muito comum na língua de sinais brasileira. Usualmente, há um limite de quão alto um número pode ir. Por exemplo, para muitos sinalizadores nativos, a configuração de mão para

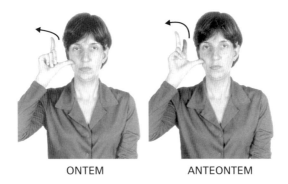

ONTEM   ANTEONTEM

meses pode ser mudada de um até quatro; acima disso, do número cinco em diante, o sinal é articulado separadamente do sinal MÊS. O exemplo é também aplicável para sinais como DIAS, ANOS, HORAS.

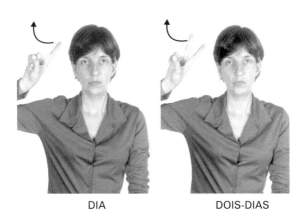

DIA   DOIS-DIAS

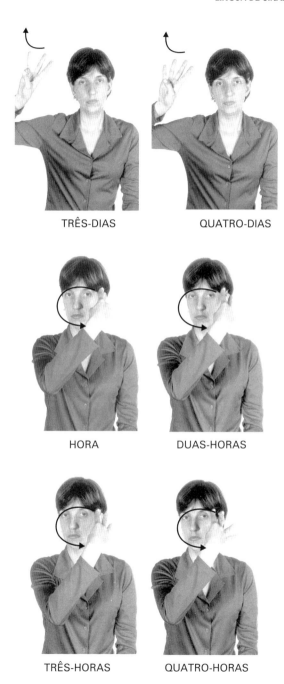

É importante observar que muitos desses sinais têm um movimento característico, locação e orientação de mão. Rathmann e Mathur (no prelo) verificaram que essa incorporação é um processo produtivo em várias línguas de sinais. Eles observaram que línguas de sinais, tais como a ASL (língua de sinais americana), a BSL (língua de sinais britânica), a NDS (língua de sinais alemã), a ASL (língua de sinais australiana), apresentam a incorporação observando a restrição do limite da numeração da mesma forma identificada na língua de sinais brasileira.

Incorporação da negação

Há também outro processo produtivo na língua de sinais brasileira que é a incorporação da negação. Há alguns sinais que podem incorporar a negação conforme identificado por Ferreira-Brito (1995). A autora menciona que "através de vários processos, o item a ser negado sofre alteração em um dos parâmetros, especialmente o parâmetro Movimento, acarretando, assim, o aparecimento de um item de estrutura 'fonético-fonológico' diferente daquele que é a sua base, ou seja, o aparecimento de sua contraparte negativa" (Ferreira-Brito, 1995, p. 77). Alguns dos exemplos elencados pela autora foram os seguintes:

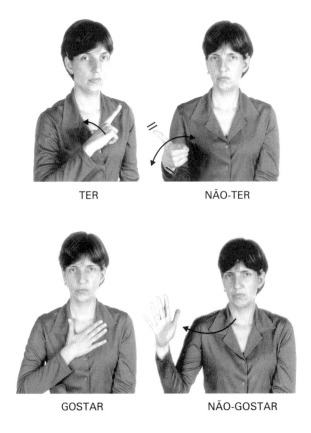

TER   NÃO-TER

GOSTAR   NÃO-GOSTAR

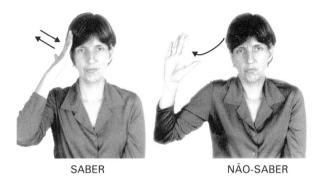

SABER   NÃO-SABER

Além da incorporação da negação nos sinais, há a negação de forma marcada através da expressão facial incorporada ao sinal sem alteração de nenhum dos parâmetros. Este caso é relacionado por Ferreira-Brito (1995) como negação supra-segmental.

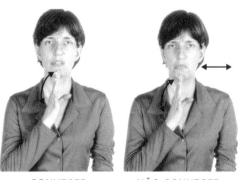

CONHECER   NÃO-CONHECER

Foram apresentados até agora vários exemplos de formação de palavras através de diferentes processos de derivação. A partir de agora, serão vistos alguns exemplos de processos de flexão na língua de sinais brasileira.

Flexão nas línguas de sinais

Há vários processos de flexão descritos na língua de sinais americana – ASL. Os primeiros estudos realizados por Klima e Bellugi (1979) apresentam oito diferentes processos, listados a seguir:

Pessoa (deixis): flexão que muda as referências pessoais no verbo.
Número: flexão que indica o singular, o dual, o trial e o múltiplo.
Grau: apresenta distinções para 'menor', 'mais próximo', 'muito', etc.

Modo: apresenta distinções, tais como os graus de facilidade.

Reciprocidade: indica relação ou ação mútua.

Foco temporal: indica aspectos temporais, tais como 'início', 'aumento', 'graduação', 'progresso', 'conseqüência', etc.

Aspecto temporal: indica distinções de tempo, tais como 'há muito tempo', 'por muito tempo', 'regularmente', 'continuamente', 'incessantemente', 'repetidamente', 'caracteristicamente', etc.

Aspecto distributivo: indica distinções, tais como 'cada', 'alguns especificados', 'alguns não-especificados', 'para todos', etc.

Observe-se cada um destes processos, visualizando-os através da língua de sinais brasileira.

Deixis – palavra grega que significa 'apontar' ou 'indicar' – descreve uma forma particular de estabelecer nominais no espaço que são utilizados pelos verbos com concordância como parte de sua flexão. A função dêitica em línguas de sinais, como na língua de sinais brasileira e na ASL, é marcada através da apontação propriamente dita. Os referentes são introduzidos no espaço à frente do sinalizador, através da apontação em diferentes locais. As formas verbais para pessoa são estabelecidas através do início e fim do movimento e da direção do verbo, incorporando estes pontos previamente indicados no espaço para determinados referentes. As figuras a seguir ilustram algumas das possibilidades de estabelecimento de referentes na língua de sinais brasileira, bem como de flexão verbal para pessoa.

Possíveis pontos estabelecidos no espaço
(1ª, 2ª e 3ª pessoas do singular e do plural)

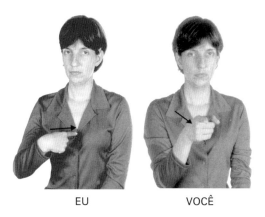

EU   VOCÊ

LÍNGUA DE SINAIS BRASILEIRA   113

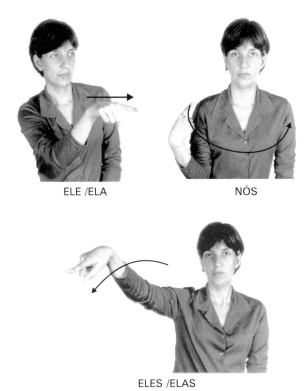

ELE /ELA   NÓS

ELES /ELAS

Verbo flexionado

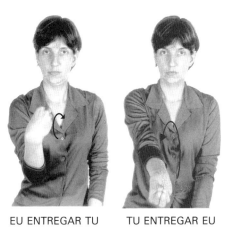

EU ENTREGAR TU   TU ENTREGAR EU

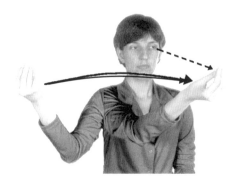

ELE ENTREGAR ELE

Há várias formas de se determinar os pontos estabelecidos no espaço. A mais comum é a apontação explícita envolvendo referentes presentes e não-presentes. Para os referentes presentes a apontação é feita à frente do sinalizador direcionada para a posição real do referente. No caso de referentes não-presentes, estabelecem-se pontos arbitrários no espaço. Quando a referência envolver localizações específicas, observam-se as posições topográficas. A figura a seguir ilustra tal situação.

Algumas referências estabelecidas considerando-se um mapa do Brasil imaginário:

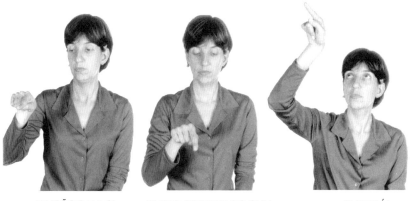

IX (SÃO PAULO)   IX (RIO GRANDE DO SUL)   IX (PARÁ)

No caso da referência não-presente, os pontos estabelecidos respeitam uma estrutura. O espaço à frente do sinalizador é utilizado observando-se contrastes entre os pontos estabelecidos. Por exemplo, ao ser relatada uma história com dois personagens principais, normalmente, um deles será estabelecido à direita do sinalizador, enquanto o outro será estabelecido à esquerda. Caso introduza-se um terceiro referente, este será estabelecido em um ponto diferente no espaço.

Introdução de três referentes durante um mesmo texto discursivo de forma contrastiva:

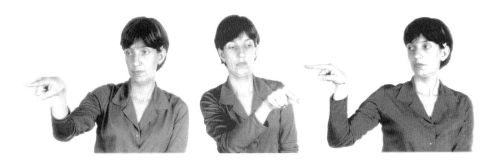

As possibilidades de estabelecimento de referentes são inúmeras, embora a capacidade humana de memória restrinja-as. Todos os referentes estabelecidos no espaço ficam à disposição do discurso para serem referidos novamente através da apontação ostensiva ou da flexão verbal.

Outra forma de determinar os pontos no espaço é através do uso de sinais (e classificadores) em determinado local espacial. Esta forma aplica-se somente quando a forma dos sinais permite. O verbo pode utilizar tal ponto da mesma forma que o faz com a apontação. As figuras a seguir ilustram tal possibilidade.

Sinais de CASA e de PAGAR no mesmo ponto estabelecido no espaço:

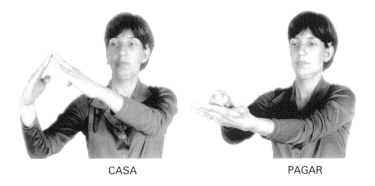

CASA   PAGAR

Ainda sobre o estabelecimento de pontos, a direção do olhar e a posição do corpo também podem servir para estabelecer referentes. A direção do olhar é uma forma de manifestação da concordância que sempre acompanha a flexão verbal.

Marcação do olhar associada aos sinais:

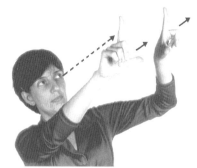
<QUADRO-NA-PAREDE>do

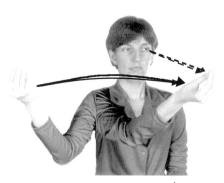
<ENTREGAR-PARA-ALGUÉM>do

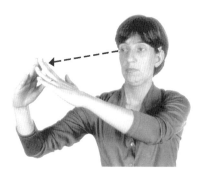
<AQUELA-CASA>do

Os verbos na língua de sinais brasileira, bem como na ASL, estão basicamente divididos em três classes:

a) *Verbos simples* – são verbos que não se flexionam em pessoa e número e não incorporam afixos locativos. Alguns desses verbos apresentam flexão de aspecto. Exemplos dessa categoria são CONHECER, AMAR, APRENDER, SABER, INVENTAR, GOSTAR (cf. ilustrações a seguir):

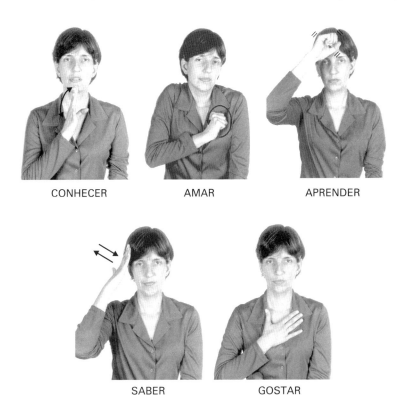

b) *Verbos com concordância* – são verbos que se flexionam em pessoa, número e aspecto, mas não incorporam afixos locativos. Exemplos dessa categoria são DAR, ENVIAR, RESPONDER, PERGUNTAR, DIZER, PROVOCAR.:

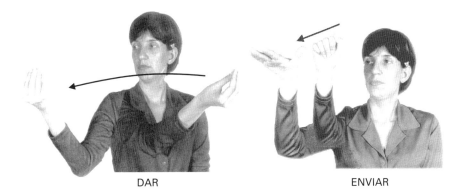

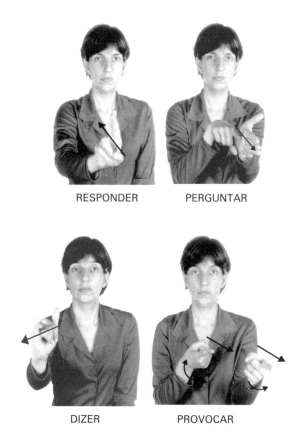

c) *Verbos espaciais* – são verbos que têm afixos locativos. Exemplos dessa classe são COLOCAR, IR, CHEGAR:

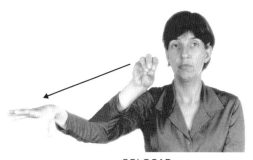

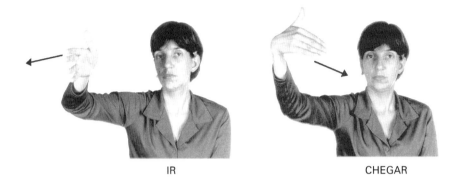

IR   CHEGAR

Há várias formas de verbos e substantivos na língua de sinais brasileira apresentarem flexão de número. A mais básica é a distinção entre o singular e o plural, que é marcada através da repetição do sinal. A figura a seguir ilustra um substantivo com tal distinção:

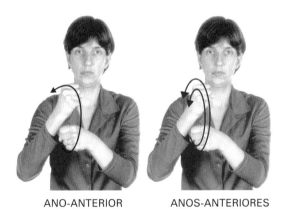

ANO-ANTERIOR   ANOS-ANTERIORES

Outra forma de flexão de número refere-se à distinção entre a flexão do verbo para um, dois, três ou mais referentes. Assim, o verbo que apresenta concordância direciona-se para um, dois, três pontos estabelecidos no espaço ou para uma referência generalizada incluindo todos os referentes integrantes do discurso. A figura a seguir ilustra tais possibilidades com a flexão de número variando de acordo com o objeto indireto:

ENTREGAR com flexão para uma, duas, três ou mais pessoas:

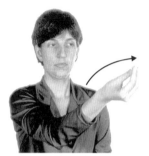

(JOÃO) ENTREGARa (LIVRO)
João entregou o livro para alguém

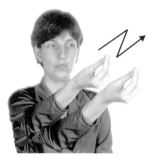

(JOÃO) ENTREGARab (LIVRO)
João entregou um livro para cada um dos dois

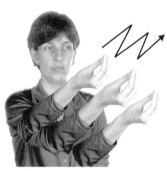

(JOÃO) ENTREGARabc (LIVRO)
João entregou um livro para cada um dos três

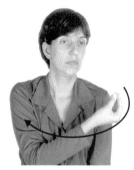

(JOÃO) ENTREGARa+b+c+d (LIVRO)
João distribuiu os livros para todos

Nos exemplos anteriores, a flexão de número difere do singular, do dual, do trial para a forma de plural que inclui 'todos'. Nos primeiros casos, o movimento do verbo é repetido a cada referente incluído. Já no último caso, um único movimento é feito para incluir todos possíveis referentes a serem incluídos na flexão sem especificidade. Na ASL, Klima e Bellugi (1979) referem-se a esta forma como "flexão múltipla".

Além destas formas de flexão, há a marcação de aspecto distributivo que está intimamente relacionada com a flexão de número nos verbos que apresentam concordância (incluindo os verbos espaciais). Assim como observado na ASL por Klima e Bellugi, a língua de sinais brasileira apresenta várias formas de marcar o aspecto distributivo no verbo. Algumas delas são as seguintes:

a) exaustiva - a ação é repetida exaustivamente:

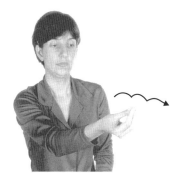

ENTREGAR-PARA-ELES [exaustiva]

b) distributiva específica – ação de distribuição para referentes específicos:

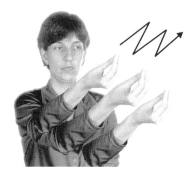

ENTREGAR-PARA-ELES [distributiva específica]

c) distributiva não-específica – ação de distribuição para referentes indeterminados:

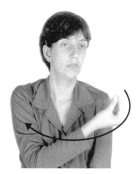

ENTREGAR-PARA-ELES [distributiva não-específica]

A força da flexão de aspecto obriga a mudança na ordem da frase, recolocando o verbo em posição final (sujeito-objeto-verbo+aspecto). No capítulo sobre a sintaxe das línguas de sinais, será discutido em mais detalhes esse tipo de construção.

A marcação de reciprocidade na língua de sinais brasileira se dá da mesma forma descrita por Klima e Bellugi (1979) na ASL, ou seja, através da duplicação do sinal feita simultaneamente. As figuras a seguir ilustram tal possibilidade:

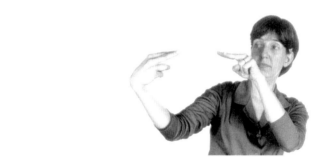

OLHAR [recíproco]

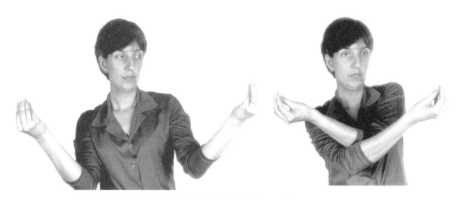

ENTREGAR [recíproco]

A flexão de aspecto está relacionada com as formas e a duração dos movimentos. As flexões de foco e aspecto temporal são diferentes das flexões de aspecto distributivo, uma vez que se referem exclusivamente à distribuição temporal sem incluir a flexão de número. Assim como encontrado na ASL por Klima e Bellugi, foram verificadas algumas realizações destes tipos de flexões na língua de sinais brasileira:

a) incessante - a realização da ação incessantemente:

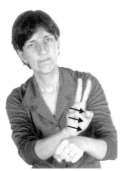

CUIDAR [incessante]
(cuidar+cuidar+cuidar rapidinho)

b) ininterrupta - a ação que se inicia e continua de forma ininterrupta:

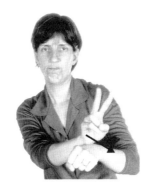

CUIDAR [ininterrupta] (cuidar parado)

c) habitual - a ação que apresenta recorrência:

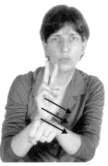

CUIDAR [habitual] (cuidar+cuidar+cuidar mais devagar)

d) contínua - a ação que apresenta recorrência sistemática:

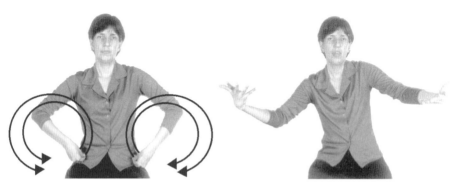

GASTAR [contínua] (movimento circular maior)

e) duracional – a ação tem um caráter durativo, permanente:

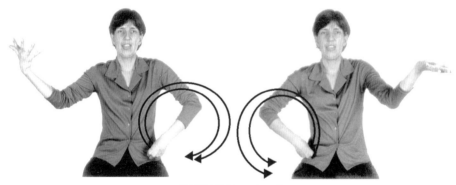

GASTAR [duracional]
(movimento circular com uma e outra mão consecutivamente)

Klima e Bellugi (1979) descreveram onze dimensões para representar as formas que os sinais podem acessar na ASL. São elas: plano, padrão geométrico, direção, forma, velocidade, tensão, uniformidade, tamanho, padrões de curvatura, ciclicidade e duplicação das mãos. Os autores também observaram que tais dimensões podem variar minimamente observando padrões sistemáticos, o que por sua vez evidencia a complexidade das formas flexionais desta língua. Tais dimensões também estão presentes na determinação da flexão e derivação de sinais na língua de sinais brasileira. No entanto, vale destacar que pesquisas são necessárias para serem determinados os padrões destes e, talvez, ainda, de outros aspectos que possam estar presentes nesta língua. A seguir estão listados exemplos de algumas dimensões observadas em sinais da língua de sinais brasileira:

Direção:

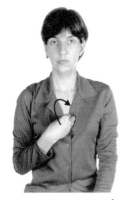 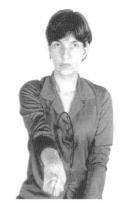

(EU) ENTREGAR (VOCÊ)   (VOCÊ) ENTREGAR (EU)

Velocidade/tensão:

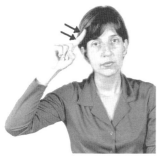 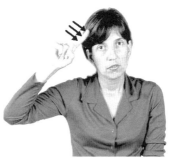

DIARIAMENTE   DIARIAMENTE++

Tensão/tamanho:

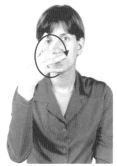 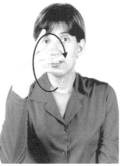 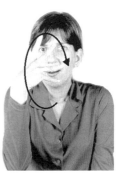

BONITO   BONITO+   BONITÃO

Ciclicidade:

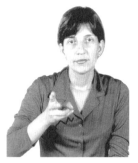 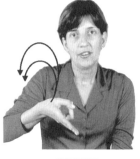

SEMPRE+   SEMPRE++

Duplicação das mãos:

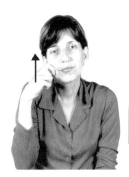 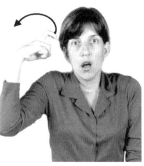 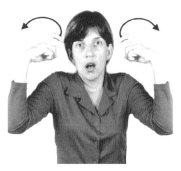

VERGONHA   VERGONHA+   VERGONHA++

Tais dimensões apresentam pelo menos alguma informação semântica, por isso são analisadas dentro do campo da morfologia.

Conforme apresentado neste capítulo, os limites entre a fonologia e a morfologia ainda apresentam campo de investigação vasto, pois há muito que descrever e analisar nas línguas de sinais. A língua de sinais brasileira apresenta várias possibilidades de estudo nestas duas áreas, pois são muito incipientes os trabalhos realizados até então. Foram apresentados até agora vários exemplos de processos de flexão nominal e flexão verbal, mas fica clara a necessidade de se continuar a investir nas pesquisas, especialmente no que se refere à língua de sinais brasileira.

4

A SINTAXE ESPACIAL

A língua de sinais brasileira, usada pela comunidade surda brasileira espalhada por todo o País, é organizada espacialmente de forma tão complexa quanto às línguas orais-auditivas. Analisar alguns aspectos da sintaxe de uma língua de sinais requer "enxergar" esse sistema que é visuoespacial e não oral-auditivo. De certa forma, tal desafio apresenta certo grau de dificuldade aos lingüistas; no entanto, abre portas para as investigações no campo da Teoria da Gramática enquanto manifestação possível da capacidade da linguagem humana. A organização espacial dessa língua, assim como da ASL – Língua de Sinais Americana – (Siple, 1978; Lillo-Martin, 1986; Fischer, 1990; Bellugi, Lillo-Martin, O'Grady e van Hoek, 1990), apresenta possibilidades de estabelecimento de relações gramaticais no espaço, através de diferentes formas.

No espaço em que são realizados os sinais, o estabelecimento nominal e o uso do sistema pronominal são fundamentais para tais relações sintáticas. Qualquer referência usada no discurso requer o estabelecimento de um local no espaço de sinalização (espaço definido na frente do corpo do sinalizador), observando várias restrições. Segundo Baker e Cokely (1980, p.227) e Loew (1984, p.12), esse local pode ser referido através de vários mecanismos espaciais, apresentados a seguir:

a) fazer o sinal em um local particular (se a forma do sinal permitir; por exemplo, o sinal de CASA pode acompanhar o local estabelecido para o referente);

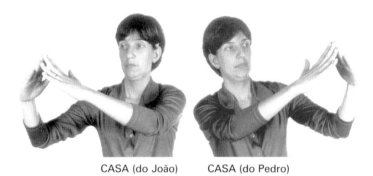

CASA (do João)   CASA (do Pedro)

b) direcionar a cabeça e os olhos (e talvez o corpo) em direção a uma localização particular simultaneamente com o sinal de um substantivo ou com a apontação para o substantivo;

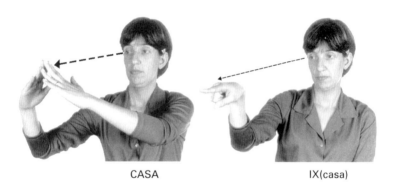

CASA   IX(casa)

c) usar a apontação ostensiva antes do sinal de um referente específico (por exemplo, apontar para o ponto 'a' associando esta apontação com o sinal CASA; assim o ponto 'a' passa a referir CASA);

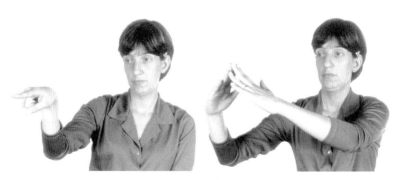

IX CASA

d) usar um pronome (a apontação ostensiva) numa localização particular quando a referência for óbvia;

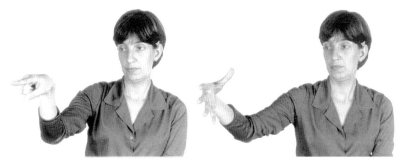

IX(casa) NOVA

e) usar um *classificador* (que representa aquele referente) em uma localização particular;

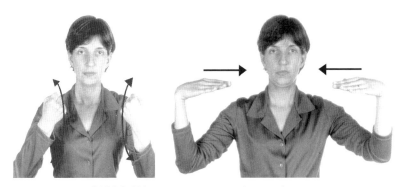

CARRO CL(carro passou um pelo outro)

f) usar um *verbo direcional (com concordância)* incorporando os referentes previamente introduzidos no espaço.

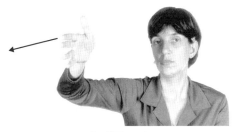

(eu)IR(casa)

Os verbos direcionais são também chamados de verbos com concordância, conforme analisado no Capítulo 3. Na língua de sinais brasileira, esses verbos têm que concordar com o sujeito e/ou com o objeto indireto/direto da frase. Como se pode observar nas fotos a seguir, há uma relação entre os pontos estabelecidos no espaço e os argumentos que estão incorporados no verbo. Verifica-se que a direção do olhar também acompanha o movimento. Esse é um tipo de flexão próprio das línguas de sinais que aparece com essa classe de verbos (cf. Loew, 1980; Lillo-Martin, 1986; Padden, 1990; Emmorey, 1991; Quadros, 1995, 1997).

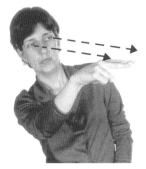

(el@) <aOLHARb>do (el@)

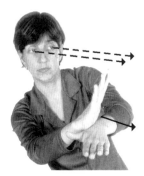

(el@) <aAJUDARb>do (el@)

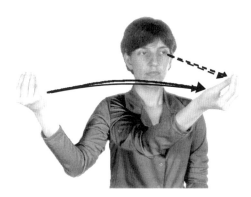

(el@) <aENTREGARb>do (el@)

Na língua de sinais brasileira, os sinalizadores estabelecem os referentes associados à localização no espaço, sendo que tais referentes podem estar fisicamente presentes ou não. Depois de serem introduzidos no espaço, os pontos específicos podem ser referidos posteriormente no discurso. Quando os referentes estão presentes, os pontos no espaço são estabelecidos baseados na posição real ocupada pelo referente. Por exemplo, o sinalizador aponta para si indicando a primeira pessoa, para o interlocutor indicando a segunda pessoa e para os outros indicando a terceira pessoa. Quando os referentes estão ausentes da situação de enunciação, são estabelecidos pontos abstratos no espaço (cf. as figuras ilustram).

Formas pronominais usadas com referentes presentes

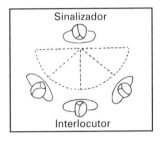 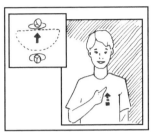 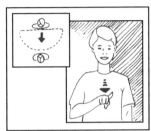

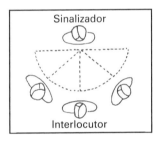 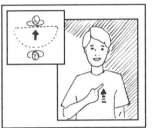 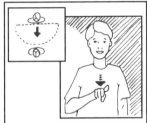

Formas pronominais usadas com referentes ausentes

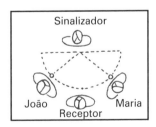 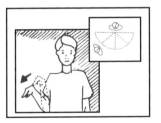 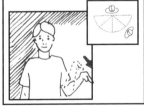

(Quadros, 1997, p.51-52 adaptada de Lillo-Martin e Klima, 1990, p.192-193)

Os sinais manuais são freqüentemente acompanhados por expressões faciais que podem ser consideradas gramaticais (para mais detalhes, ver Liddel, 1980 e Bahan, 1996). Tais expressões são chamadas de marcações não-manuais. Conforme Liddel (1980, p.13), "a face do sinalizador raramente é neutra ou descontraída; a sinalização também é acompanhada pela posição da cabeça 'não-neutra', por movimentos da cabeça e movimentos do corpo".[1] A seguir, são ilustradas algumas expressões não-manuais da língua de sinais brasileira:

- Marcação de concordância gramatical através da direção dos olhos

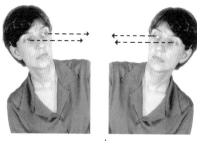

< >do

- Marcação associada com foco

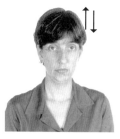

< >mc

- Marcação de negativas

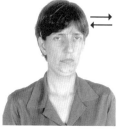

< >n

---

[1]No original, Liddel (1980, p.13): *A signer's face is rarely 'neutral' or relaxed; signing is also accompanied by 'nonneutral' head position, head movements, and body movements.*

- Marcação de tópico

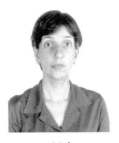

< >t

- Marcação de interrogativas

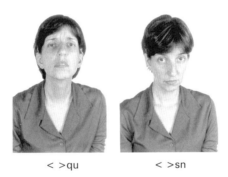

< >qu   < >sn

Na seção seguinte, primeiramente será analisada a ordem básica da frase na língua de sinais americana e na língua de sinais brasileira. Para isso, far-se-á uma apresentação das discussões sobre a ordem das palavras no campo da lingüística. Posteriormente, serão apresentados vários tipos de estrutura de frase da língua de sinais brasileira (cf. Quadros, 1999). Tais estruturas normalmente estão associadas a essas marcas não-manuais.

A ORDEM BÁSICA DA FRASE

Ordem das palavras é um conceito básico relacionado com a estrutura da frase de uma língua. O fato de que as línguas podem variar suas ordenações das palavras apresenta um papel significante nas análises lingüísticas. Por exemplo, Greenberg (1966) observou que de seis combinações possíveis de sujeito (S), objeto (O) e verbo (V), algumas delas são mais comuns do que outras.

Nas línguas, freqüentemente há muita variação na ordem das palavras, mas Greenberg observou que mesmo havendo a variação, cada língua elege uma ordenação de palavras como a dominante. De acordo com suas investigações, a ordem dominante sempre será SOV, SVO ou VSO. O autor constatou que a ordenação dos elementos tende a ser consistente, ou seja, a língua VO terá o objeto da preposição depois desta, enquanto uma língua OV terá uma ordem oposta, ou seja, primeiro objeto e, então, a preposição.

Essas generalizações foram formalizadas na teoria X-barra (Jackendoff, 1977; Chomsky, 1981), que delimitou que "o sistema da estrutura da frase em uma determinada língua é altamente restringido pela especificação dos parâmetros que determinam a ordem núcleo-complemento, núcleo-adjunto e especificador-núcleo" (Chomsky e Lasnik, publicado primeiro em 1993, e, depois, em 1995, p.53).[2]

O núcleo pode ocupar uma posição final, como no alemão, ou uma posição inicial, como no inglês. Isso é definido pelo "parâmetro de núcleo", ou seja, as línguas serão ou de núcleo inicial ou de núcleo final.

Além disso, os termos ordem 'básica', 'canônica' ou 'subjacente' são também usados para descrever as diferentes ordens das línguas. Dos estudos tipológicos aos estudos formais, observa-se uma distinção entre esses termos. O primeiro e o segundo estão relacionados com a ordem das palavras na superfície. Como mencionado anteriormente, Greenberg constatou que tais ordens parecem ser dominantes em todas as línguas e, por isso, são chamadas de 'básicas' ou 'canônicas'. Em qualquer língua, a decisão de apresentar a ordem básica estará baseada nas orações simples não-marcadas.

Por outro lado, o termo 'subjacente' está relacionado com a derivação na estrutura profunda da frase. 'Estrutura profunda' é aquela considerada "pura" (Chomsky, 1965), ou seja, aquela existente antes de sofrer qualquer transformação. A estrutura profunda não corresponde obrigatoriamente à forma que é pronunciada (isto é, a estrutura de superfície). Com o desenvolvimento da teoria X-barra (Chomsky, 1981), a estrutura profunda passou a ser um nível abstrato da sintaxe que relaciona o sistema computacional e o léxico, o que corresponde a 'interface interna'. A variação na ordem é expressa pelo componente fonológico, no qual os elementos são pronunciados. Nesse nível do sistema computacional da linguagem, observar-se o resultado das transformações nas diferentes derivações, tendo assim como resultado as diferentes ordenações de palavras nas línguas. A ordem subjacente, nesse sentido, está relacionada com o parâmetro de núcleo e é aquela à qual as operações se aplicam. Por exemplo, a ordem subjacente de uma sentença topicalizada é aquela em que não há a topicalização. As variações na ordem das palavras

---

[2]No inglês: *The phrase structure system for a particular language is largely restricted to specification of the parameters that determine the ordering of head-complement, head-adjunct, and specifier-head.*

resultam ou de diferentes derivações que se aplicam em uma dada língua ou de diferentes marcações do parâmetro de núcleo.[3]

A proposta inicial deste capítulo é analisar a ordem subjacente das palavras na língua de sinais brasileira como uma peça-chave de sua estrutura da frase. É importante saber qual é a ordem subjacente para delimitar as suas possíveis variações. Assim, as variações são determinadas pelas operações sintáticas que são motivadas por razões semânticas (implicações no significado intencionado pelo falante) e fonológicas (implicações de organização sonora ou visual), ou seja, pelas interfaces do componente lógico (LF) e fonológico (PF), respectivamente.

Chomsky (1993, 1995), nas investigações minimalistas, propôs que tais componentes sejam responsáveis pelas operações aplicadas no sistema computacional. Dessa forma, PF e LF forçam os movimentos dos elementos da sentença no processo de derivação observando os princípios de interpretação.[4]

A língua de sinais brasileira apresenta certa flexibilidade na ordem das palavras. Portanto, determinar a sua ordem básica não é tão trivial. O objetivo deste capítulo é muito mais descritivo do que explicativo, uma vez que inexistem descrições dessa língua no espírito das análises da estrutura sintática propostas por Chomsky (1957) e Lasnik (1995). Apesar disso, são analisadas várias possibilidades de derivações que possam trazer alguma contribuição para a discussão conceitual sobre a linearidade da gramática (Kayne, 1994).

São utilizadas as pesquisas realizadas sobre a ASL como ponto de partida para as análises da língua de sinais brasileira. Há vários estudos sobre a ordem da frase na ASL, uma vez que esta apresenta grande variabilidade. Apesar disso, as pesquisas concluem que a sua ordem básica é SVO.

Fisher (1973) apresentou uma análise da ordem das palavras na ASL considerando tanto aspectos sintáticos como semânticos. A autora constatou que sua ordem básica é SVO, mas se não houver dúvida quanto à interpretação semântica, a frase pode apresentar outras ordenações. Esse não é o caso quando o sujeito e o objeto são 'reversíveis':[5] "Se o verbo for transitivo e o sujeito e o objeto forem reversíveis (isto é, um ou outro forem opções semanticamente plausíveis), a flexibilidade nas ordenações seriam mais restritas (...)" (Fischer, 1973, p. 15).

---

[3]O programa minimalista propôs a eliminação da estrutura profunda. O aspecto em questão é a motivação para postular a interface interna, uma vez que há um problema empírico. Isso é analisado em detalhes em Chomsky (1993, 1995).

[4]Tudo deve ter uma interpretação semântica e fonológica.

[5]No original: *If the verb is transitive and the subject or the object are reversible (i.e., either could be the subject or the object and still be semantically plausible), the permissible orders are more restricted (...).*

136 QUADROS & KARNOPP

Caso os argumentos sejam não-reversíveis, parece haver mais flexibilidade na ordem da frase na ASL. No entanto, Fischer constatou que todas as diferentes ordenações são seguidas de marcas não-manuais de topicalização ou concordância pronunciada, isto é, utilização rica do espaço. As ordens listadas por Fischer foram SVO, OSV, VOS e SOV. A ordenação OSV resulta de topicalização. Assim como Fischer, Liddell (1980) também analisou as diferentes ordenações na ASL como derivadas de SVO. Um argumento de Fischer para sustentar sua conclusão em relação à ordem básica SVO está baseado na análise de orações subordinadas. A autora observou que SOV é uma ordem não-licenciada na posição de objeto oracional. Liddel (1980) apresentou mais um argumento a favor da ordem SVO e constatou que somente estruturas SVO poderiam ser transformadas em interrogativas sim/não.

Friedman (1976) apresentou uma análise diferente de Fischer e Liddell. A autora argumenta que a flexibilidade da ordem na ASL resulta da ausência de uma ordenação fixa. Apesar de ser um estudo polêmico, esse texto demonstra as possibilidades potenciais de análise que podem ser consideradas para explicar a "aparente" flexibilidade da ordem da frase da ASL. Isso pode ser observado também na língua de sinais brasileira, pois poder-se-ia facilmente ter diferentes análises se o pesquisador se detivesse apenas na estrutura de superfície.

Quanto à ordem SOV, Liddell (1980) analisa as construções com os verbos manuais (*handling verbs*), tais como MULHER-BOLO-COLOCAR-FORNO, em que a relação entre a atividade e o objeto envolvido está claramente expressa no espaço. Chen (1998) analisou esse tipo de estrutura e constatou que há uma característica comum observada em todas as estruturas formadas com esse tipo de verbo: uma mão é deixada no espaço incorporando o objeto e servindo de base para o verbo. Conforme mencionado por Chen, Padden (1990) propõe que esses verbos sejam como clíticos, permitindo diferentes ordenações (SOV ou OSV). Se forem clíticos, há aspectos sintáticos da língua de sinais que os caracterizam como um fenômeno diferente dos encontrados nas línguas faladas.

Segundo Liddell (1980, p.88), as sentenças com os verbos manuais do tipo HOMEM-LIVRO-LER, são gramaticais em oposição às não-gramaticais *HOMEM-NÚMERO-ESQUECER e *MENINO-BALA-NÃO-GOSTA, por pertencerem a essa classe restrita da ASL . Os verbos manuais, como mencionado por Chen (1998), envolvem "uma configuração de mão que é uma reprodução de uma mão segurando um objeto" (Schick, 1990, p.28). Chen concorda com Matsuoka (1997), entendendo que esses verbos manuais são movidos como aqueles verbos que se movem para a posição de aspecto. Seguindo a análise de Matsuoka dos casos com aspecto, o movimento do verbo para uma posição mais alta pode ocorrer resultando na ordem SOV. Os verbos manuais também estariam movendo-se para uma posição mais alta, uma vez que eles poderiam ter uma projeção independente em uma posição mais alta relacionada a eles. Nesse sentido, Matsuoka deriva estruturas tais como SALLY e PAPER TYPE[aspecto]. A autora também apresenta a possibilidade de derivar a sentença OSV contendo verbos associados com aspecto, uma vez que haveria movimento do objeto para a posição de Spec do sintagma de aspecto licenciado pela elevação do verbo para fora de VP (sintagma verbal). Essa derivação seria possível em concordância com a Generalização de Holmberg.[6] Baseado nessa análise, torna-se possível explicar os casos em que são geradas sentenças SOV e OSV na ASL quando não há marcação de tópico.

No entanto, vale considerar ainda as análises de Padden (1990) referentes às sentenças SOV como sendo, na verdade, três sentenças diferentes ao invés de uma só. Ela propõe que o sujeito e o objeto sejam predicados independentes introduzidos no discurso com o estabelecimento de referentes no espaço. Nesse caso, primeiro o usuário de língua de sinais sinaliza o sujeito e o objeto enquanto predicados independentes em pontos específicos no espaço. Tais pontos corresponderiam ao estabelecimento nominal. Depois, o sinalizador usaria tais pontos para estabelecer as relações entre o sujeito e o objeto utilizando o verbo. Dessa forma, essas três partes seriam, então, independentes. A autora utiliza exemplos para ilustrar sua análise com verbos com concordância: JOÃO<a> (no ponto à direita), MARIA<b> (no ponto à esquerda), <a> ENTREGAR<b> LIVRO (em que o sinal de ENTREGAR seria sinalizado do ponto <a> para o ponto <b>, significando que João entregou o livro a Maria). Nessas sentenças, há pausas entre a introdução de cada referente e o verbo, incluindo os pontos introduzidos no espaço. A última sentença pode ser considerada independente, uma vez que a ASL é uma língua que marca o parâmetro de argumentos nulos (Lillo-Martin, 1986).

Vale ponderar que essa análise de Padden não poderia ser considerada ao se analisar todas as sentenças SOV geradas na língua de sinais brasileira, uma vez que em algumas derivações inexistem as pausas mencionadas pela autora, assim como observado com aquelas derivadas com verbos manuais e flexionadas com aspecto. Propõe-se que na língua de sinais brasileira existe um tipo de construção com foco que licencia a ordem SOV. Esse tipo de construção também existe na ASL, conforme análises de Petrônio (1993). O autor as chama de "construções duplas" (*double constructions*), apresentando a repetição de núcleos (X^0) na posição final. A título de ilustração, na língua de sinais brasileira, têm-se sentenças como HOMEM COMPRAR CARRO COMPRAR, em que o último COMPRAR está ocupando a posição de núcleo do foco, licenciando, portanto, o apagamento do primeiro COMPRAR em VP. Posteriormente, analisar-se-á em mais detalhes este tipo de construção.

---

[6]A generalização de Holmberg diz que o movimento do objeto será licenciado somente se o verbo for movimentado para fora de VP.

Na ASL, a topicalização é considerada a responsável pela maioria dos casos de mudança na ordem básica SVO (Fischer, 1973; Liddell, 1980; Aarons, 1994). Aarons identificou três diferentes marcações não-manuais para tópico na ASL, justificando a produtividade deste tipo de processo nesta língua. Uma delas é considerada típica e identificada por outros pesquisadores (a exemplo, Fischer, 1973; Liddell, 1980; Lillo-Martin, 1986). As outras duas apresentam características diferenciadas e nem sempre foram ou são analisadas como tópico. Mais adiante, voltar-se-á a esta análise devido a sua relevância para a análise das estruturas com tópico na língua de sinais brasileira.

Liddell analisou construções OSV como contendo um predicado complexo. Tais sentenças não apresentam nenhum tipo de marcação não-manual comumente associada com tópico. O autor analisa tais construções como sendo associadas com uma referência locativa. Assim, tais predicados estariam sendo considerados complexos, porque com apenas um sinal se estaria expressando uma relação entre o locativo e o nome: BOLA JOÃO BATEU-NA-BOLA; CERCA GATO-DORME-CERCA (Liddell, 1980, p. 91-100). Chen (1998) estabelece uma relação entre este tipo de construção e aquelas, incluindo a flexão com aspecto. A autora inclui estes exemplos da ASL como os que contêm verbos manuais.

Fischer (1973) referiu os casos incluindo aspecto como sendo parte de um mecanismo gramatical espacial. Liddell analisou estas ocorrências como sendo um tipo de estrutura derivada a partir de sentenças SVO, em que o objeto move-se para a posição inicial e é separado da oração principal. A razão para isso estaria associada ao fenômeno que o autor refere como "peso do verbo" (*heaviness of the verb*). Liddell compara este comportamento sintático à elevação de NP (sintagma nominal) em inglês, analisada por Ross (1967). Liddell aplica essa análise também para as sentenças associadas com aspecto.

Como mencionado anteriormente, Matsuoka (1997) analisa tais derivações como resultado de uma elevação do verbo para posição de flexão associada à projeção de aspecto e à elevação do objeto.

Braze (1997) levantou alguns problemas com a análise de Matsuoka ao constatar as mesmas construções interagindo com modais e advérbios. Sua proposta é de que a elevação do objeto ocorre nestas derivações como resultado de movimento para posições não-argumentais acima da posição da projeção de aspecto.

Considerando os vários estudos apresentados, a ordem básica na ASL parece ser SVO. No entanto, a interação entre diferentes mecanismos gramaticais deriva outras ordenações possíveis nesta língua, são elas:

- Ordem SOV – elevação do objeto devido à presença de verbos manuais (Chen, 1998), verbos com aspecto (Matsuoka, 1997; Braze, 1997) e concordância (Fischer, 1975); há também uma proposta especial analisando como uma derivação falsa de SOV, uma vez que haveria três em vez de uma única derivação (Padden, 1990);

- Ordem OSV – topicalização (Fischer, 1975; Liddell, 1980; Aarons, 1994); elevação do objeto devido à presença de verbos manuais (Chen, 1998) e de verbos com aspecto (Matsuoka, 1997; Braze, 1997);
- (S) V (O) – argumentos nulos possíveis, porque a ASL é uma língua que marca o parâmetro de argumentos nulos (Lillo-Martin, 1986).[7]

A partir dessas análises em relação à ASL, apresentar-se-ão descrições e análises da ordem da frase na língua de sinais brasileira.

A ordem da frase na língua de sinais brasileira

Há dois trabalhos que mencionam a flexibilidade da ordem das frases na língua de sinais brasileira: Felipe (1989) e Ferreira-Brito (1995). As autoras observaram que há várias possibilidades de ordenação das palavras nas sentenças, mas que, apesar dessa flexibilidade, parece haver uma ordenação mais básica que as demais, ou seja, a ordem Sujeito-Verbo-Objeto. Quadros (1999) apresenta evidências que justificam tal intuição propondo uma representação para a estrutura da frase nesta língua. As evidências surgem de orações simples, de orações complexas contendo orações subordinadas, da interação com advérbios, com modais e com auxiliares. As demais ordenações encontradas na língua de sinais brasileira resultam da interação de outros mecanismos gramaticais.

(i) Todas as frases com a ordem SVO são gramaticais:

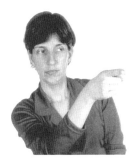 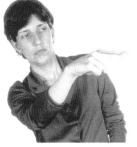 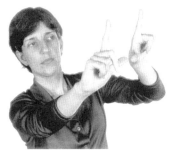

<IXa aASSISTEb bTV>do (SVO)
El@ assiste TV

---

[7]Lillo-Martin (1986, 1991) mostra que a ASL é uma língua que marca o parâmetro *pro-drop* referindo-o como parâmetro de argumentos nulos, ao invés da referência costumeira de parâmetro de sujeito-nulo, porque nesta língua há apagamento tanto de sujeitos como de objetos nas sentenças contendo verbos com concordância. Na língua de sinais brasileira observa-se a mesma distribuição (Quadros, 1995).

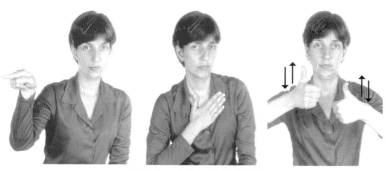

IX GOSTA FUTEBOL (SVO)
El@ gosta de futebol

Os tipos de construções apresentados são muito comuns na língua de sinais brasileira e exemplos utilizando esta ordem são sempre considerados gramaticais. O primeiro exemplo apresenta um verbo com concordância e com essa construção há uma marca não-manual, da direção dos olhos que acompanham a concordância de pessoa associada ao verbo.

O estudo dos marcadores não-manuais de concordância foi realizado por Bahan (1996) na ASL. Ele constatou que essa marca co-ocorre com a sentença quando a concordância é sinalizada manualmente e que se torna opcional nas construções em que não há marcação manual de concordância. Quadros (1999) observou que a concordância associada à marcação não-manual é importante para determinar mudanças na ordem básica das frases na língua de sinais brasileira. Parece que essa marca não-manual torna a frase mais carregada, forçando mudanças na ordem da frase e gerando, portanto, estruturas diferentes.

As construções com concordância na ASL têm sido analisadas como exemplos de flexibilidade da ordem (Fischer, 1973). Esse padrão é assinalado na língua de sinais brasileira conforme os exemplos a seguir.

(ii) As ordens OSV e SOV ocorrem somente quando há alguma coisa a mais na sentença, como a concordância e as marcas não-manuais:

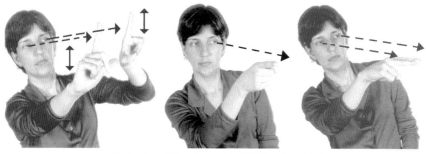

<TVb>do <IXa>do <aASSISTEb>do (OSV)

LÍNGUA DE SINAIS BRASILEIRA **141**

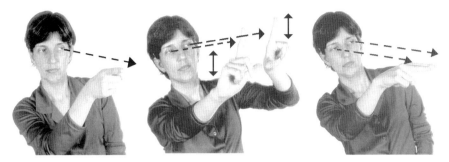

<IXa>do <TVb>do <aASSISTEb>do (SOV)

* TVb IXa aASSISTEb (OSV)
* IXa TVb aASSISTEb (SOV)
El@assiste TV

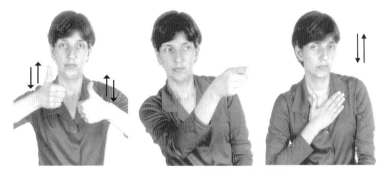

FUTEBOL <IX>do <GOSTA>do (OSV)

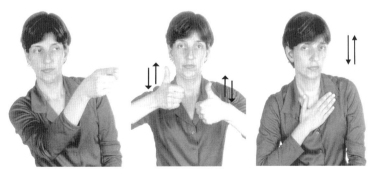

<IX>do FUTEBOL <GOSTA>mc (SOV)

*FUTEBOL IX GOSTA (OSV)
*IX FUTEBOL GOSTA (SOV)
El@ gosta de futebol

Comparando as construções com as marcas não-manuais e as construções sem estas marcas, conclui-se que alguma coisa associada a estas marcas é o que permite a movimentação dos constituintes na língua de sinais brasileira. Se não houver tais traços particulares, as construções são consideradas agramaticais. No entanto, na ordem SVO tais marcas não são imprescindíveis. Assim, parece que de fato esta ordem é a mais básica.

(iii) Apesar de ocorrerem construções SOV e OSV associadas a marcas não-manuais, se houver uma estrutura complexa na posição de objeto, não será possível mudar o objeto de ordem:

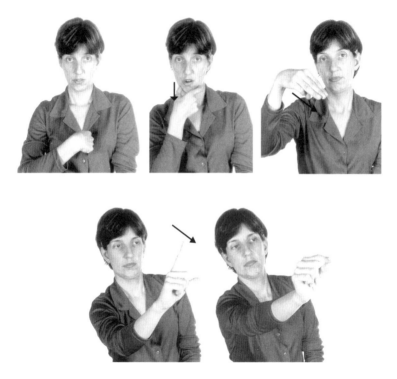

EU ACHAR [$_{IP}$ MARIAa <aIR-EMBORAloc>do].
Eu acho que a Maria foi embora

*I [$_{IP}$ MARIAa aIR-EMBORA] ACHAR

As construções ilustradas evidenciam que a ordem SOV não pode ser derivada quando o objeto é uma oração subordinada, diferente de uma oração simples do tipo JOÃO [FUTEBOL] <GOSTAR>f e MARIA [LIVRO] <aDARb>do associadas às respectivas marcas não-manuais. Os exemplos evidenciam que a

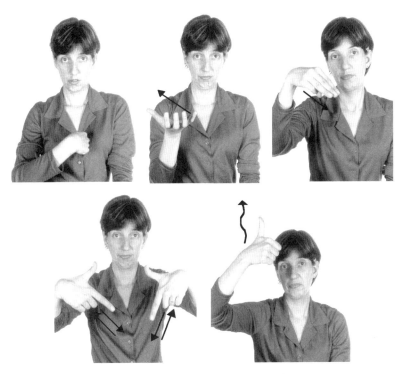

EU QUERER MARIA TRABALHAR MELHOR
Eu quero que a Maria trabalhe melhor

*EU MARIA TRABALHAR MELHOR QUERER

ordem SOV apresenta mais uma restrição. Isso pode indicar mais uma vez que a ordem SVO é a ordem mais básica na língua de sinais brasileira.

(iv) Os advérbios temporais e de freqüência não podem interromper uma relação entre o verbo e o objeto: [VP[V NP]]. Isso é considerado mais um argumento para conceber a ordem SVO como básica na língua de sinais brasileira.

*JOÃO COMPRAR ONTEM CARRO
Ontem João comprou um carro

*EU BEBER ALGUMAS-VEZES LEITE
Algumas vezes eu bebo leite

Quadros (1999) assume que a posição desses advérbios varia. Os advérbios temporais podem estar antes ou depois da oração (IP (AgrP)). E os advérbios de freqüência podem estar antes ou depois do complemento verbal (VP) (como ilustrado através dos exemplos a seguir, respectivamente).

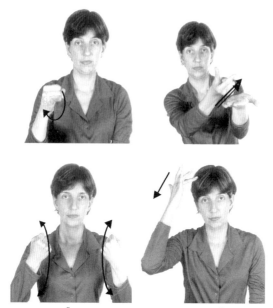

JOÃO COMPRAR CARRO AMANHÃ

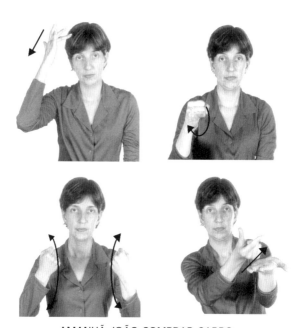

AMANHÃ JOÃO COMPRAR CARRO

*JOÃO COMPRAR AMANHÃ CARRO
João vai comprar o carro amanhã

LÍNGUA DE SINAIS BRASILEIRA 145

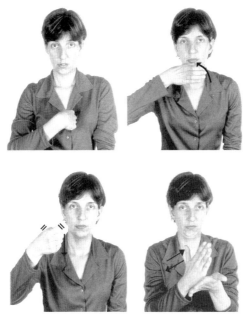

EU BEBO LEITE ALGUMAS-VEZES

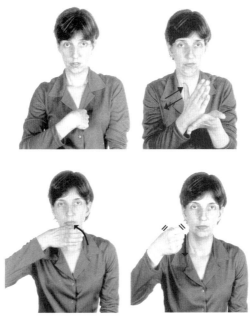

EU ALGUMAS-VEZES BEBO LEITE

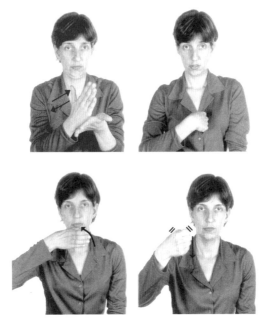

?? ALGUMAS-VEZES EU BEBO LEITE[8]
Algumas vezes eu bebo leite

(v) Através da topicalização muda-se a ordem das frases.

Uma explicação plausível para a "aparente flexibilidade da ordem da frase" na língua de sinais brasileira está relacionada ao mecanismo gramatical da topicalização. Esse mecanismo está associado à marcação não-manual com a elevação das sobrancelhas, conforme ilustrado no início deste capítulo. A marca de tópico associada ao sinal topicalizado é seguida por outras marcas não-manuais, de acordo com o tipo de construção. Ou seja, pode ser seguido por uma marca não-manual de foco (se a sentença for focalizada), de negação (se for negativa), interrogativa (se for interrogativa).

Os exemplos a seguir ilustram tais casos:

---

[8]Foram utilizados pontos de interrogação na frente desta sentença, pois ela parece ser muito estranha aos surdos, mas pode aparecer em alguns contextos lingüísticos. Assume-se que sintaticamente ela não é gerada, mas que por questões fonológicas no contexto lingüístico bastante específico ela pode acabar sendo gerada.

LÍNGUA DE SINAIS BRASILEIRA 147

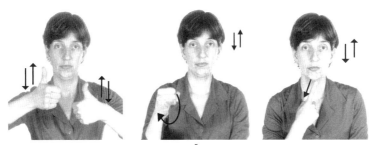

<FUTEBOL>t <JOÃO GOSTAR>mc
De futebol, João gosta

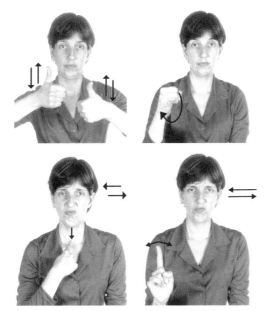

<FUTEBOL>t <JOÃO GOSTAR NÃO>n
De futebol, o João não gosta

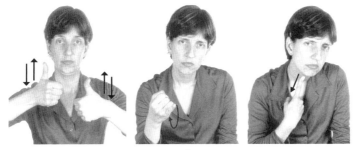

<FUTEBOL>t <JOÃO GOSTAR>sn
De futebol, o João gosta?

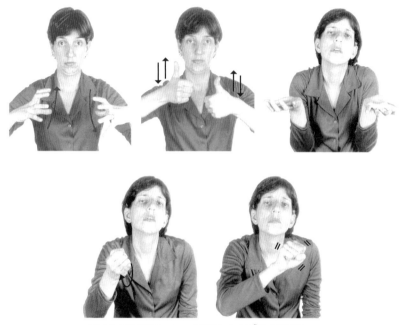

<BOLA-FUTEBOL>t, <ONDE O JOÃO PEGAR>qu
Esta bola de futebol, onde o João pegou?

A ordem dessas construções foi alterada pela presença do tópico. O tópico é o tema do discurso que apresenta uma ênfase especial posicionado no início da frase e seguido de comentários a respeito desse tema. Esse recurso gramatical é muito comum na língua de sinais brasileira.

A marca de tópico delimita as fronteiras da topicalização na língua de sinais brasileira: somente tópicos são associados com a marca não-manual, ou seja, essa marca não pode se espalhar sobre a sentença. O que está associado ao *status* da topicalização é uma adjunção quando inserida na construção.[9] Tal restrição é observada a seguir:

<*FUTEBOL, JOÃO GOSTA>t

---

[9]Isto pode levar a uma generalização na língua de sinais brasileira quanto à distribuição de marcadores não-manuais: posições adjuntas associadas a marcas não-manuais não se espalham sobre a sentença. Por outro lado, esta não é uma propriedade observada nas projeções nucleares. Há alguns exemplos que ilustram o espalhamento da marcação não-manual sobre todo o seu escopo, ou seja, sobre o seu escopo de c-comando (ver exemplos de interrogativas e negativas).

A posição de tópico é a mais alta da sentença, ou seja, acima de CP (*Complement Phrase*). As derivações interrogativas associadas com a estrutura de tópico evidenciam a hierarquia entre o tópico e a interrogativa através das marcas não-manuais. Nessas construções, o tópico sempre será produzido associado à marca não-manual correspondente, seguido pela marca não-manual associada à interrogativa. Jamais será possível incluir o tópico dentro do escopo da interrogativa:

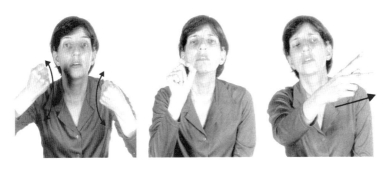

<CARRO>t <QUAL DELE?>qu
Qual é o carro dele?

*<<CARRO QUAL TEU?>qu>t

Na língua de sinais brasileira, os tópicos normalmente estão associados com posições argumentais; por exemplo, é possível topicalizar o objeto e/ou o sujeito de uma oração. Mas é possível também gerar um tópico sem este estar ligado a qualquer posição argumental (exemplos a seguir).

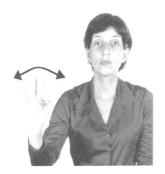 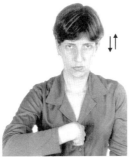 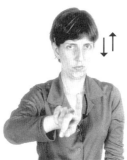

<[FRANÇA]$_i$>t <EU VOU t_i>mc
(apenas o objeto topicalizado)

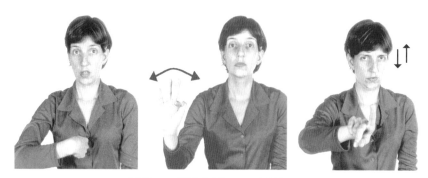

<[EU]$_i$>t <[FRANÇA]$_i$>t t_j <VOU t_i>mc
(sujeito e objeto topicalizados)

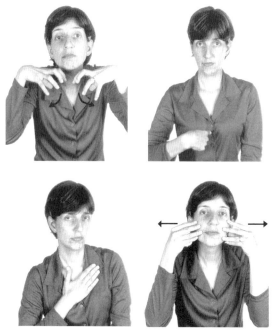

<ANIMAIS>, EU GOSTO GATO
(tópico gerado na base)

Neste último caso, há uma relação semântica entre o tópico e o argumento dentro da oração (IP). Há uma análise sintática para esse caso que sugere haver uma "cópia" completa do elemento topicalizado, uma construção muito comum na língua de sinais brasileira.

Assim, tais construções sempre podem ter, além do tópico, uma cópia desse tópico ou um pronome co-referencial a esse tópico, como nas ilustrações a seguir.

LÍNGUA DE SINAIS BRASILEIRA **151**

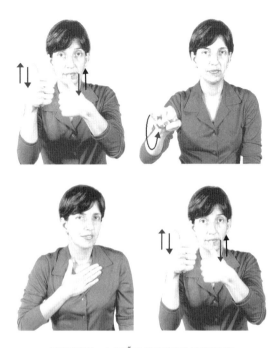

<FUTEBOL>t JOÃO GOSTAR FUTEBOL

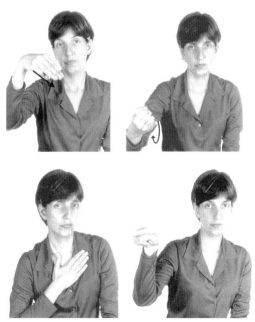

<MARIA>t JOÃO GOSTA ELA

Todas as possibilidades de ordenação apresentadas com o mecanismo gramatical da topicalização ilustram as possibilidades de derivações da estrutura da frase na língua de sinais. Esse recurso sintático é derivado da estrutura básica SVO gerando as seguintes ordenações: SOV, OSV, OSVO, SSVO.

(vi) As construções com foco incluindo verbos sem concordância podem derivar estruturas SOV.

As construções com foco são aquelas que apresentam constituintes duplicados dentro da mesma oração. Essas "cópias" ocorrem quando o constituinte é enfatizado, mas de forma diferente da ênfase dada aos tópicos.

Petronio e Lillo-Martin (1997) trataram das construções com foco como "construções duplas", restringindo-as às sentenças em que não há uma pausa significativa antes do elemento final duplicado. As autoras distinguem, por-

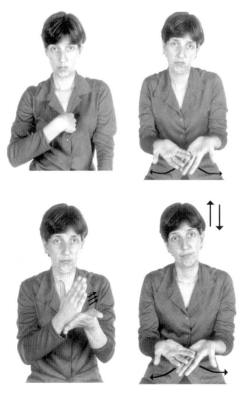

EU PERDER LIVRO <PERDER>mc
Eu **perdi** o livro

tanto, construções duplas de outros mecanismos gramaticais (por exemplo, o uso de estratégias de discurso para confirmar algo). Assim como na ASL, a língua de sinais brasileira apresenta construções duplas com várias classes de palavras (verbos, advérbios, modais e quantificadores). No momento, serão analisadas as construções com verbos sem concordância duplos, pois nesse caso apresenta-se a derivação da ordem SOV. Posteriormente, serão discutidas as construções com foco em geral.

Identificou-se esse tipo de construção na língua de sinais brasileira como construções com foco (Quadros, 1999). O foco é gerado quando há uma informação interpretada com entonação mais marcada, ou seja, focalizada. Gramaticalmente, essa informação está associada a um traço de foco que licencia o apagamento de sua cópia.

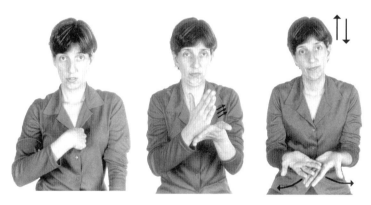

EU ~~PERDER~~ LIVRO <PERDER>mc
Eu **perdi** o livro

Neste último exemplo, foi derivada uma construção com a ordem SOV. Na verdade, a ordem desta construção não é esta, mas sim S(V)OV. O elemento final é apenas a duplicação do verbo original que foi apagado devido à existência de uma cópia com a mesma identidade. Este verbo final é necessariamente associado à marca não-manual afirmativa, como observado em quase todos os casos de construções com foco.

(vii) Elevação do objeto nas construções contendo verbos com concordância.

A presença de concordância verbal permite a elevação do objeto para uma posição mais alta derivando a ordem SOV:

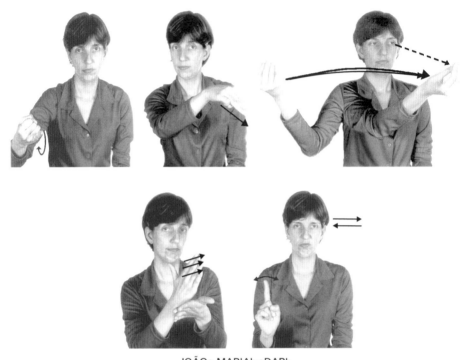

JOÃOa MARIAb aDARb
LIVRO NÃO
João não deu o livro a Maria

(viii) A ordem (S)V(O) é derivada pela possibilidade de omitir-se tanto o sujeito como o objeto nas construções com verbos com concordância (Quadros, 1995).

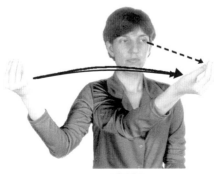

aDARb
(el@) deram (algo) (el@)

(ix) A ordem VOS também pode ocorrer em contextos de foco contrastivo (Arratéia, 2003).

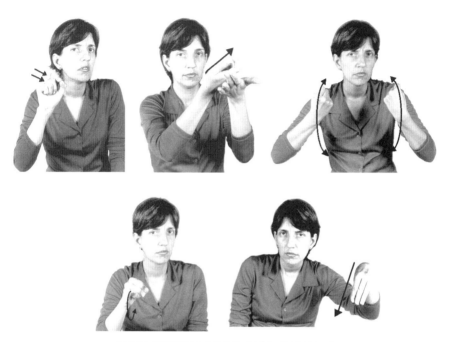

QUEM COMPRAR CARRO JOÃO OU MARIA?

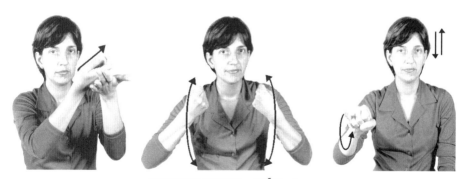

COMPRAR CARRO <JOÃO> foco

Os dados apresentados indicam que a ordem básica na língua de sinais brasileira é SVO e que OSV, SOV e VOS são ordenações derivadas de SVO. Assim, as mudanças de ordens resultam de operações sintáticas específicas associadas a algum tipo de marca, por exemplo, a concordância e as marcas não-manuais.

A tabela a seguir esquematiza os aspectos abordados:

Tabela 4.1 Distribuição da ordem das frases na língua de sinais brasileira

ORDEM	SIM	COM RESTRIÇÕES
SVO	X	
OSV		X
SOV		X
VOS		X

Esses fatos evidenciam que a ordem mais básica na língua de sinais é SVO. No entanto, percebe-se uma assimetria entre as construções com verbos sem concordância e verbos com concordância. A próxima seção irá examinar tais construções.

OS DOIS TIPOS DE VERBOS E O AUXILIAR: REPERCUSSÕES NA ESTRUTURA DA FRASE

Conforme apresentado no Capítulo 3, os verbos na língua de sinais se dividem em pelo menos duas classes: os verbos sem concordância e os verbos com concordância. Os primeiros são aqueles que exigem argumentos explícitos, uma vez que não há marca alguma no verbo com os argumentos da frase (TER, FALAR, AMAR, CONHECER). Por outro lado, os verbos com concordância estão associados a marcações não-manuais e ao movimento direcional (DIZER, ENTREGAR, AJUDAR, REMETER).

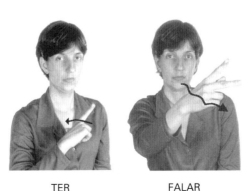

TER   FALAR

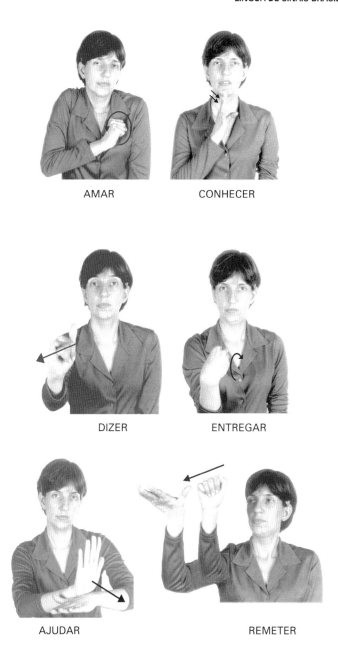

Essas classes de verbos já foram estudadas em outras línguas de sinais (Bellugi e Klima, 1979; Liddel, 1980) e sempre foram reconhecidas as suas assimetrias morfológicas.

A análise apresentada aqui objetivou a verificação de repercussões sintáticas diferenciadas entre sentenças contendo um dos dois tipos de verbos. A seguir, serão apresentados os fatos que ilustram a assimetria entre os verbos com concordância e aqueles sem concordância:

(i) As sentenças contendo verbos com concordância parecem apresentar mais liberdade na sua ordenação do que aquelas contendo verbos sem concordância.[10]

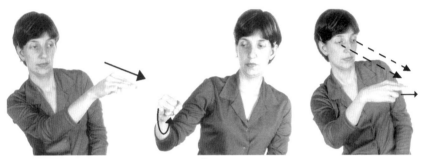

<MARIAb>do <JOÃOa aOLHARb>do (OSV)
João olha para a Maria

* MARIA <JOÃO GOSTAR> (OSV)
João gosta da Maria

(ii) As marcas não-manuais são obrigatórias nos verbos com concordância e opcionais nos verbos sem concordância.

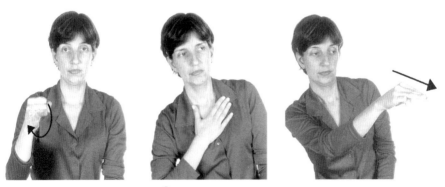

JOÃO <GOSTAR MARIA>do

---

[10]Nota-se que o corpo acompanha a direção do olhar.

LÍNGUA DE SINAIS BRASILEIRA **159**

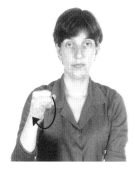 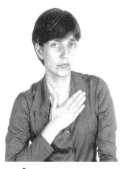 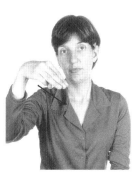

JOÃO GOSTAR MARIA
*JOÃO <MARIA GOSTAR>do

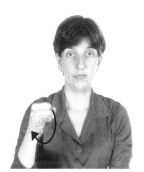 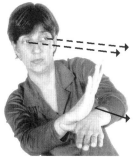 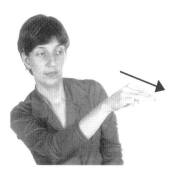

JOÃO <aAJUDARb MARIA>do
João ajuda a Maria

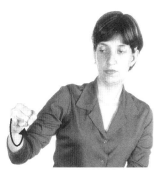 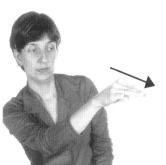 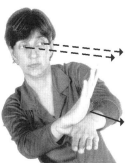

<JOÃO>do <MARIA>do <aAJUDARb>do
??JOÃO aAJUDARb MARIA

(iii) Argumentos nulos contendo verbos com concordância ocorrem em contextos sintáticos em oposição às sentenças contendo verbos sem concordância.

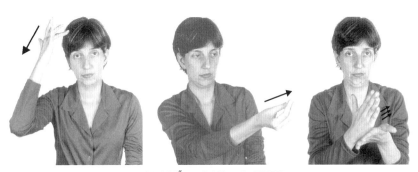

AMANHÃ <aDARb>do LIVRO
Amanhã (você) dará o livro (a el@)

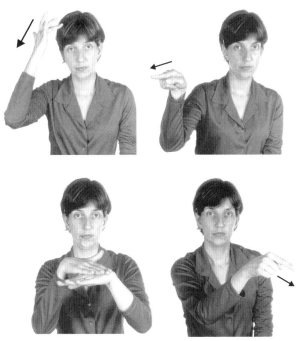

<AMANHÃ> IXa CONVERSAR IXb
Amanhã el@ conversa com el@

* AMANHÃ CONVERSAR
AMANHÃ (el@ conversa com (el@))

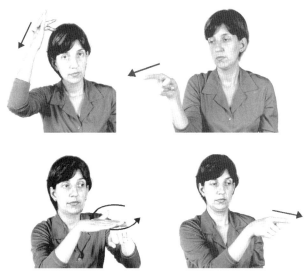

AMANHÃ <IXa> do <CONVERSAR> IXb> do
Amanhã el@ conversa com el@
* AMANHÃ <CONVERSAR> do
AMANHÃ (el@) conversar com (el@)

(iv) Há uma distribuição diferente da negação entre sentenças contendo verbos com e sem concordância.

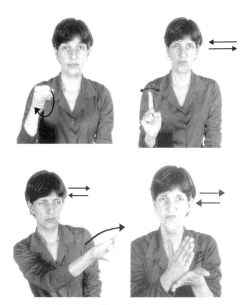

JOÃOa <NÃO aDARb LIVRO>n
João não deu o livro para (el@)

*JOÃO <NÃO GOSTAR CARRO>n
João não gostou do carro

Tais diferenças podem ser explicadas através da análise de Lasnik (1995) para a assimetria morfológica observada entre os verbos principais e os verbos auxiliares no inglês. Lasnik propôs que os verbos principais seriam os que apresentam uma operação fonológica de afixação de sua desinência verbal durante o processo da derivação, enquanto os verbos auxiliares seriam inseridos totalmente flexionados no processo de derivação. Ao analisar o comportamento dos verbos com e sem concordância na língua de sinais, observou-se que os verbos com concordância comportam-se como os verbos auxiliares no inglês, e os verbos sem concordância, como os verbos principais no inglês.[11] A seguir, serão apresentados os fatos que evidenciam essa analogia.

(i) Os verbos principais não podem preceder a negação *(*John likes not Mary)*. O mesmo é observado na língua de sinais brasileira com os verbos sem concordância:

*JOÃO <GOSTAR NÃO CARRO>[12]

(ii) Os verbos principais não podem ser seguidos da negação sem a presença de *do*-support *(*John not likes Mary* e *John does not like Mary)*. Isto é também observado na língua de sinais brasileira: com um verbo com concordância a sentença é boa, mas com um verbo sem concordância a sentença será boa somente com um auxiliar – AUX:

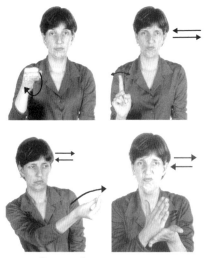

JOÃOa <NÃO aDARb LIVRO>n
(com verbo com concordância)

---

[11]Os exemplos em inglês são de Lasnik (1995).
[12]No entanto, esta distribuição é sempre agramatical, mesmo com verbos com concordância, uma vez que a unidade VP está violada, e isto não é possível na língua de sinais brasileira.

*JOÃO <NÃO GOSTAR CARRO>n
(com verbo sem concordância)

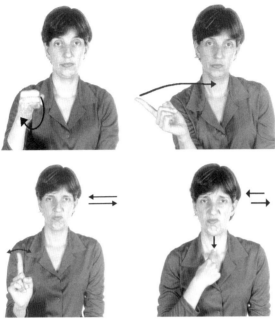

JOÃOa aAUXb <NÃO GOSTAR>n
(com verbo sem concordância com auxiliar)
João não gosta dela

O auxiliar na língua de sinais brasileira é de certa forma similar aos auxiliares da língua de sinais taiwanisia – TSL – (Smith, 1990). Smith observou que há três diferentes auxiliares na TSL que aparecem em posições fixas antes de verbos principais com a função primária de estabelecer relações entre o sujeito e o objeto. Além disso, esses auxiliares parecem ter traços -φ (como gênero e número).

O auxiliar na língua de sinais brasileira é uma expressão pura de concordância estabelecida através do movimento de um ponto ao outro (estes pontos compreendem o sujeito e o objeto da sentença). Não é um item lexical independente, mas um item que deve ser sinalizado junto com um verbo sem concordância. Através da direção do movimento, o auxiliar expressa a relação estabelecida entre os argumentos da sentença. Isso parece compensar a ausência de concordância no verbo. O auxiliar é requerido somente quando houver ordenações irregulares dos constituintes da sentença, ou seja, ordenações que não sejam SVO. Assim como com as sentenças contendo um verbo com concordância, aquelas contendo um auxiliar precisam estar associadas às marcas não-manuais de concordância, isto é, a direção dos olhos acompanhando a direção do movimento.

(iii) Os verbos principais não podem preceder advérbios adjuntos a VP *(*John plays always soccer)*. Na língua de sinais brasileira, isto também é observado:

*JOÃO COMPRAR SEMPRE BALAS[13]
João sempre compra balas.

(iv) Os verbos principais podem ser omitidos de sentenças complexas através da identidade com sua forma pura *(John slept, and Mary will too)*. Isso acontece da mesma forma na língua de sinais brasileira:

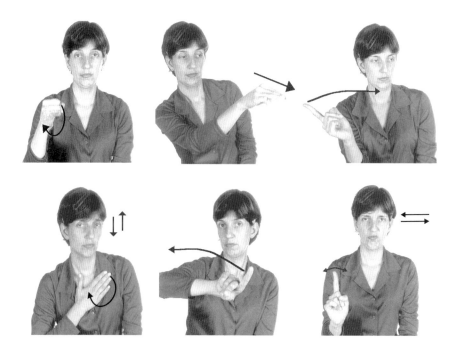

JOÃOa <MARIAb aAUXb>do <[GOSTAR]_i>mc <bAUXa>do <NÃO [e]_i>n
João gosta da Maria e ela não gosta dele

---

[13]Novamente aqui há um elemento violando a unidade de VP.

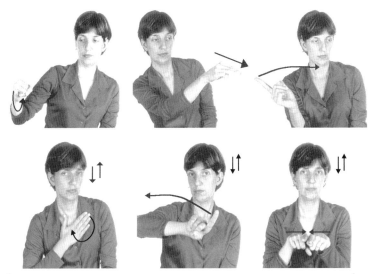

<JOÃOa>do <MARIAb>do <aAUXb>do <[GOSTAR]$_i$ <bAUXa>do TAMBÉM [e]$_i$>
João gosta da Maria e ela também

*<aMARIA>do <bJOÃO>do <aAUXb>do <[GOSTAR]$_i$,>mc
<bJOÃO>do <TAMBÉM [e]$_i$ >mc

Na língua de sinais brasileira, a omissão sem o auxiliar não é permitida:

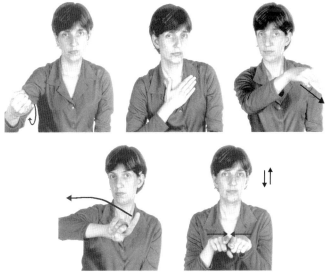

aJOÃO GOSTAR bMARIA, <bAUXa>do <TAMBÉM>mc
João gosta da Maria e (ela) também
*JOÃO GOSTAR MARIA, MARIA <TAMBÉM>mc
João gosta da Maria e Maria também

Os fatos evidenciam que o comportamento dos verbos sem concordância é similar ao dos verbos principais em inglês. Observou-se também que os verbos com concordância apresentam um comportamento diferenciado análogo ao dos verbos auxiliares em inglês e verbos principais no francês e no sueco, conforme as análises a seguir indicam.

(i) Esses verbos precedem a negação quando eles apresentam traços "fortes" e seguem a negação quando têm traços "fracos" (o primeiro caso é observado no inglês e no francês: *John has* no *idea about the game* e *Jean (n')aime* pas *Marie*; o segundo caso é observado no sueco: ..., *om hon* inte *ofta har sett honnom*).[14] Na língua de sinais brasileira observa-se esse comportamento com os verbos contendo concordância:

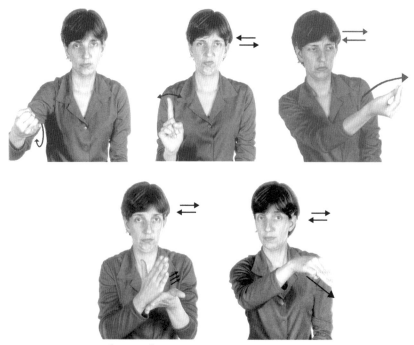

JOÃOa <NÃO <aDARb>do LIVRO MARIAb >n
João não deu o livro para a Maria

---

[14]As glosas para os exemplos do francês e do sueco respectivamente são: *João gosta* **não** *Maria*..., uma vez que ela **não** freqüentemente tem visto ele.

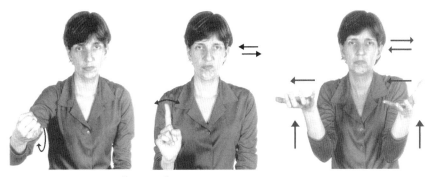

JOÃOa <NÃO <bCARREGAR-CAIXAc>do>n
João não carregou a caixa (daqui para lá)

(ii) Verbos como *have* e *be* no inglês não necessitam de *do*-support (*John has no idea about the game results*). Considerando o AUX na língua de sinais brasileira como algo semelhante ao *do*-support, observa-se a mesma distribuição:

*JOÃOa <MARIAb aAUXb aENCONTRARb>do

* <MARIAb>do <JOÃOa aAUXb aTELEFONARb>

(iii) Os verbos do francês precedem advérbios adjungidos à esquerda de VP (*Jean embrasse* souvent *Marie*).[15]

Na língua de sinais, os traços são "fracos". Assim, essa característica não é observada.

(iv) Verbos como *have* e *be* no inglês não podem ser omitidos de sentenças complexas porque não há identidade entre o verbo da oração principal e o verbo omitido da oração subordinada (**John is here, and Mary will too*). No entanto, tais verbos podem ser omitidos caso haja alguma coisa que garanta a identidade entre o verbo e seu antecedente (*John will be here, and Mary will be too*). Esses fatos também são observados na língua de sinais brasileira, como ilustram os seguintes exemplos:

---

[15] As glosas para o exemplo em francês são: *João beijou freqüentemente Maria*.

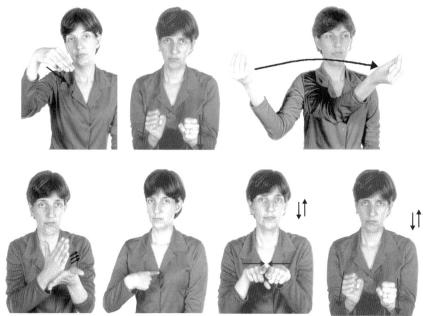

MARIA PODER [<(a)ENTREGAR(b)>do LIVRO]$_i$, EU <TAMBÉM>mc <PODER [e]$_i$>mc+
Maria pode entregar o livro (a ele), eu também posso

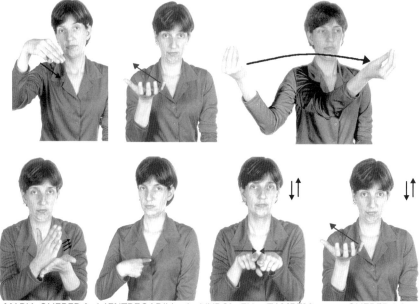

MARIA QUERER [<(a)ENTREGAR(b)>do LIVRO]$_i$, EU <TAMBÉM>mc <QUERER [e]$_i$>
Maria quer entregar (a ele) o livro, eu também quero

*MARIA <aENTREGARb>do LIVRO, EU <TAMBÉM>mc <QUERER>mc+

Há evidências suficientes para assumir que os verbos sem concordância apresentam uma operação fonológica de afixação de sua desinência verbal durante o processo da derivação (assim como proposto por Lasnik (1995) para os verbos principais em inglês), enquanto os verbos com concordância seriam inseridos totalmente flexionados no processo de derivação (como nos verbos auxiliares no inglês). Baseados nessas análises, propõe-se a seguinte representação da estrutura da frase para a língua de sinais brasileira:[16]

Estrutura da frase com verbos sem concordância

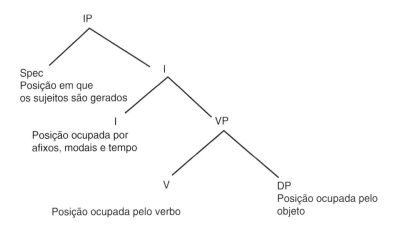

---

[16]Esta análise compreende a primeira parte do estudo realizado por Quadros (1999). A autora também considerou o parâmetro de concordância proposto por Bobaljik (1995): línguas com concordância livre apresentam a divisão de IP em AgrSP, InflP e AgrOP e línguas com concordância não-livre apresentam apenas IP na estrutura projetada. As análises de Quadros (1999) indicam que as sentenças com verbos com concordância fixam o parâmetro de concordância livre e as sentenças com verbos sem concordância fixam o parâmetro de concordância não-livre.

Estrutura da frase com verbos com concordância

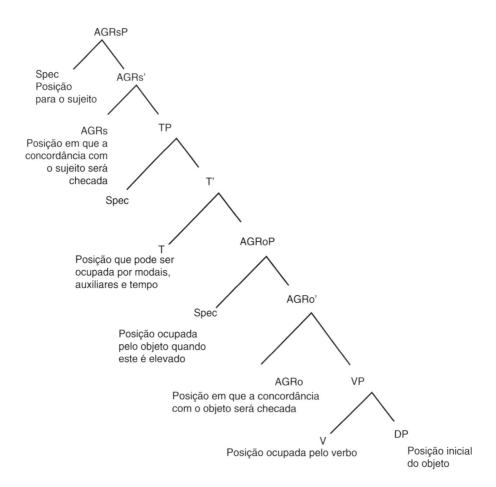

A FORMAÇÃO DA FRASE COM FOCO

Construções com foco na língua de sinais brasileira apresentam as seguintes propriedades:

(i) Foco envolve construções duplas em que o elemento duplicado ocupa a posição final.

Como na ASL, a língua de sinais brasileira apresenta construções duplas com modais, quantificadores e verbos. Além desses casos, são muito comuns construções duplas com interrogativos, negação e advérbios:

LÍNGUA DE SINAIS BRASILEIRA

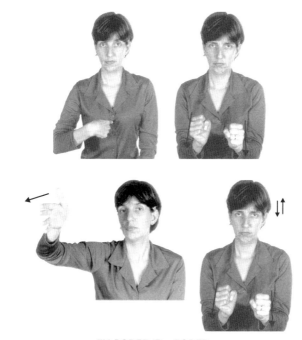

EU PODER IR <PODER>mc
Eu **posso** ir (a algum lugar)

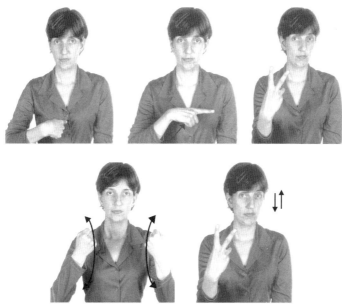

EU TER DOIS CARROS <DOIS>mc
Eu tenho **dois** carros

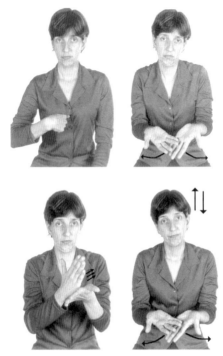

EU PERDER LIVRO <PERDER>mc
Eu **perdi** o livro

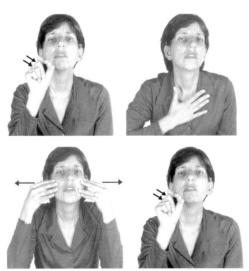

<QUEM GOSTAR GATO>qu <QUEM>qu
Quem gosta de gato?

LÍNGUA DE SINAIS BRASILEIRA 173

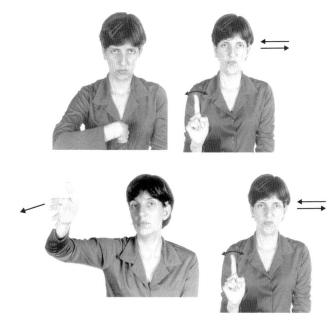

EU < NÃO IR>n <NÃO>n
Eu **não** vou (a algum lugar)

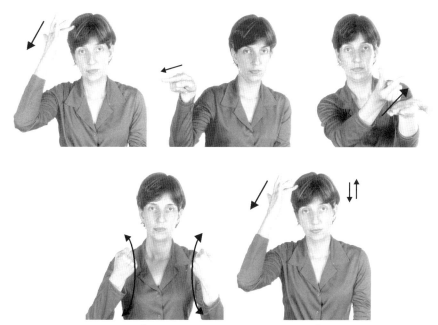

AMANHÃ ELE COMPRAR CARRO <AMANHÃ>mc
Amanhã, ele comprará o carro

(ii) Foco envolve somente núcleos:

Todos os casos ilustrados com foco envolvem posições nucleares. A posição de sujeito, por exemplo, não pode ser duplicada, uma vez que é um DP (sintagma determinado que inclui, além do substantivo, o determinador).

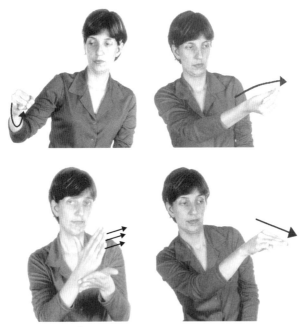

aJOÃO <aDARb>do LIVRO <MARIAb>do
O João deu o livro para Maria

* <aJOÃO>do <aDARb>do LIVRO <bMARIA>do <JOÃOa>mc/do

Neste exemplo, o sinal de MARIA faz parte do DP, impedindo a ocorrência de sua duplicação. Essa restrição também é observada com sintagmas interrogativos e sintagmas adverbiais (CP e AdvP):

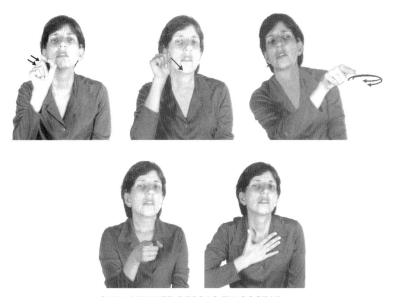

<QUAL MULHER DESSAS TU GOSTAR>qu
Qual destas mulheres tu gostas?

*<QUAL MULHER DESSAS TU GOSTAR>qu <QUAL MULHER DESSAS>qu

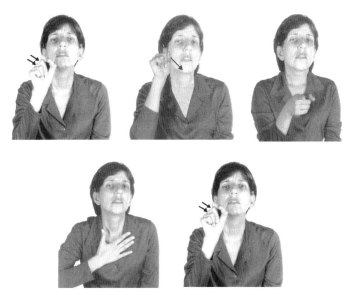

<QUAL MULHER TU GOSTAR>qu <QUAL>qu

Assim sendo, parece que a duplicação de um elemento em função do foco somente se dá com os núcleos dos sintagmas.

(iii) A posição FP (sintagma de foco) na língua de sinais brasileira é uma projeção acima de IP (sintagma nominal) projetada quando uma informação acentuada com interpretação fonológica e semântica é inserida na posição de núcleo associada com traço forte de foco. Assim, IP (ou AgrSP) (que contém o elemento em foco) move para o especificador de FP observando os requerimentos de checagem (conforme representado a seguir).[17]

Extraposição de IP nas construções com foco

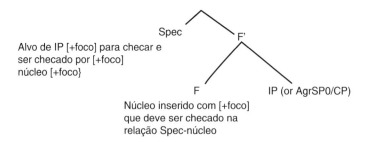

Considerando essa representação, apresentam-se as construções duplas na língua de sinais brasileira com suas respectivas representações:

---

[17] Quando uma interrogativa é inserida, não é possível ter outro elemento com foco dentro da mesma sentença. Assim, parece que CP é inerentemente focado.

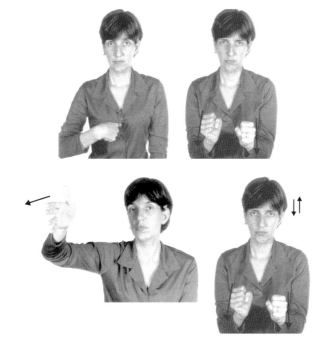

[_FP [EU PODER IR]_i <[_F PODER] [_IP t_i]>mc

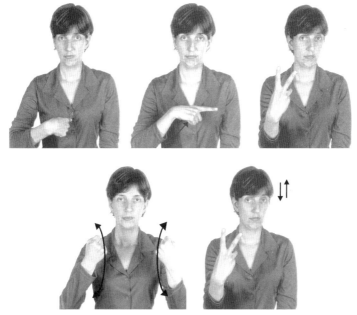

[_FP [EU TER DOIS CARROS]_i <[_F DOIS] [_IP t_i]>mc

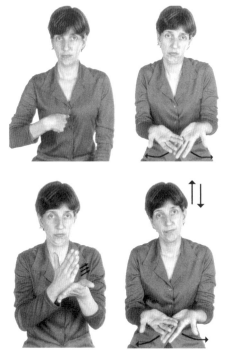

[_FP [EU PERDER LIVRO]_i <[_F PERDER] [_IP t_i]>mc

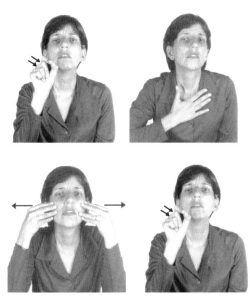

<[_CP [_FP [QUEM GOSTAR GATO]_i >qu <[_F QUEM] [_IP t_i]>qu

LÍNGUA DE SINAIS BRASILEIRA

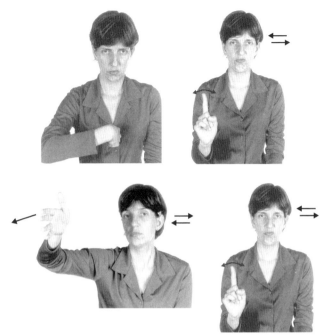

[_FP_ [EU <NÃO <aIRb>do]_i >n <[_F NÃO] [_IP t_i]>n

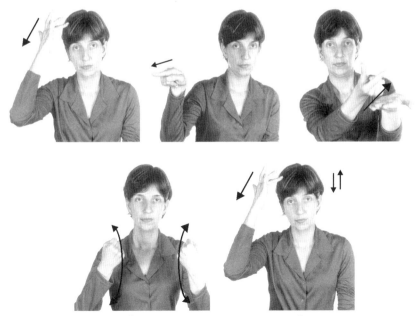

[_FP_ [AMANHÃ COMPRAR CARRO]_i <[_F AMANHÃ] [_IP t_i]>mc

As sentenças interrogativas parecem ser inerentemente focadas, conforme ilustram os seguintes exemplos:

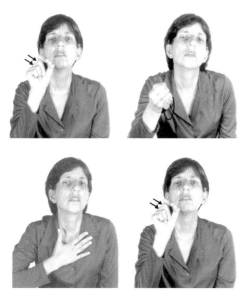

<O QUE JOÃO GOSTAR O QUE>qu
*<JOÃO GOSTAR QUEM GOSTAR>qu

(iv) O traço [+foco] associado com F^0 licencia o núcleo nulo dentro de IP mediante identidade com o núcleo de FP, ou seja, a presença do foco permite o apagamento do primeiro elemento da construção dupla.

O traço de FP c-comanda IP, que contém a cópia do núcleo em foco. O traço [+foco] associado com F^0 licencia potenciais núcleos nulos dentro de IP observando identidade, derivando, assim, as seguintes sentenças. A relação de c-comando de F sobre IP permite a reconstrução da estrutura para a sua interpretação.

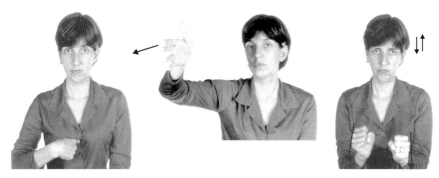

[$_{FP}$ [EU P̶O̶D̶E̶R̶ IR]$_i$ <[$_F$ PODER] [$_{IP}$ t$_i$]>mc

LÍNGUA DE SINAIS BRASILEIRA **181**

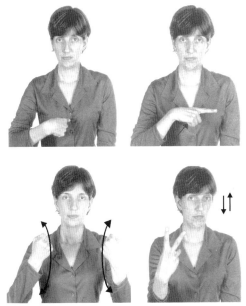

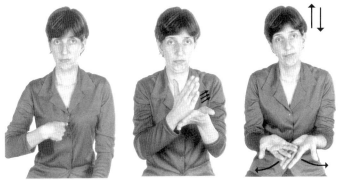

[_FP_ [EU TER ~~DOIS~~ CARROS]_i <[_F_ DOIS] [_IP_ t_i]>mc

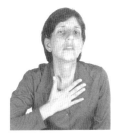 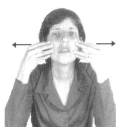 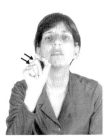

[_FP_ [EU ~~PERDER~~ LIVRO]_i <[_F_ PERDER] [_IP_ t_i]>mc

<[_CP_ [_FP_ [~~QUEM~~ GOSTAR GATO]_i>qu <[_F_ QUEM] [_IP_ t_i]>qu

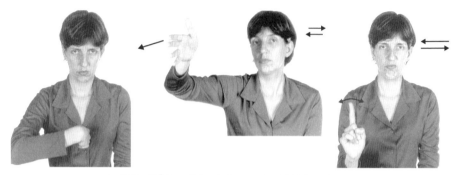

[_FP [EU <N̶Ã̶O̶ <alRb>do]_i >n <[_F NÃO] [_IP t_i]>n

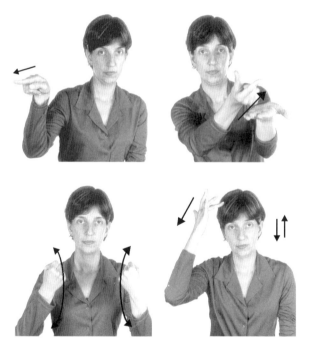

[_FP [A̶M̶A̶N̶H̶Ã̶ EL@ COMPRAR CARRO]_i <[_F AMANHÃ] [_IP t_i]>mc

(v) As marcas não-manuais associadas com os elementos em foco se espalham sobre IP vazio, conforme foi ilustrado nos exemplos anteriores.

(vi) As construções com foco observam as restrições de ilha de Ross (1967). Lobato (1986, p. 253-254) resume tais restrições, como a seguir:

> As restrições formuladas por Ross se aplicariam a toda a classe de regras de deslocamento e impediriam que fossem extraídos elementos de certas configurações sintáticas que foram por ele denominadas de "ilhas" (exatamente por seu estado de isolamento, já que são estruturas cujos constituintes não podem ser extraídos pelas regras de movimento). As restrições que ele propôs ficaram então conhecidas como "restrições de ilha" (*island constraints*).

Essa restrição está exemplificada através da oração relativa a seguir que é considerada uma "ilha" e, por essa razão, pode ter constituintes associados somente dentro da própria estrutura, mas não pode ter um constituinte associado com outro constituinte fora de sua "ilha".

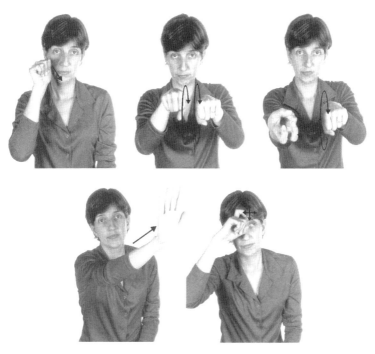

MULHER <BICICLETA CAIR>r ESTAR HOSPITAL
A mulher que caiu da bicicleta está no hospital

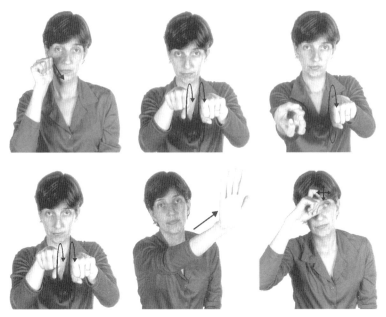

MULHER <BICICLETA CAIR BICICLETA>r ESTAR HOSPITAL
* MULHER <BICICLETA CAIR>r ESTAR HOSPITAL BICICLETA

Como observado por Petrônio (1993) na ASL, na língua de sinais brasileira não há como ter um elemento duplo em uma oração relativa na posição final da sentença conforme ilustrado. Essa sentença é agramatical, porque uma oração relativa é uma ilha do ponto de vista sintático.

Ainda há uma questão sobre FP na língua de sinais brasileira: Por que "todo" o IP está associado com o traço de foco? Assume-se que o foco se espalha sobre IP por causa do traço forte de foco. A marca não-manual que se espalha sobre IP indica isto. Outro teste usado para confirmar essa intuição é apresentado a seguir:

LÍNGUA DE SINAIS BRASILEIRA 185

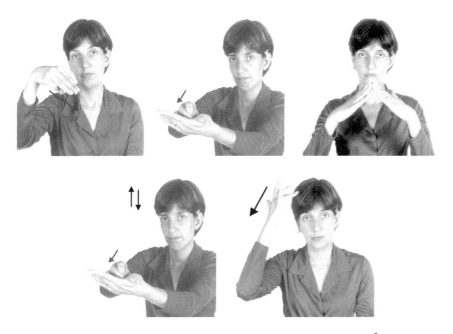

[₍FP₎ [MARIA PAGAR CASA]]ᵢ <[₍F₎ PAGAR] [₍IP1₎ tᵢ]]]>mc [₍IP2₎ AMANHÃ]
Maria pagará a casa amanhã

Há um traço sendo checado com IP1 movido para Spec de FP. O IP adverbial adjunto a IP1 não precisa ser movido junto com o IP1, porque o IP1 satisfaz a checagem dos traços por si mesmo resultando no exemplo anteriormente ilustrado. Esse exemplo evidencia que, de fato, "todo" IP parece mover-se para Spec de FP.

Portanto, a projeção de FP explica uma série de operações sintáticas na língua de sinais brasileira, bem como aparentes mudanças na ordem básica da estrutura da frase nessa língua.

A FORMAÇÃO DE INTERROGATIVAS

As interrogativas na língua de sinais brasileira apresentam as seguintes propriedades:

(i) Os elementos interrogativos (o que, quem, como, onde, por que, etc.) podem mover-se para Spec de CP ou manter-se na posição original (*in situ*) na língua de sinais brasileira.

As sentenças a seguir ilustram os sintagmas interrogativos *in situ* e os que apresentam o movimento:

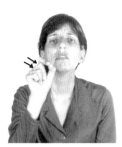
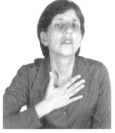
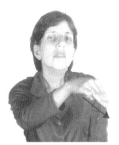

<QUEM GOSTAR MARIA>qu (*in situ*)
Quem gosta de Maria?

Aqui, há uma palavra interrogativa na posição de sujeito no começo da sentença.

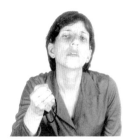
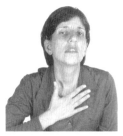
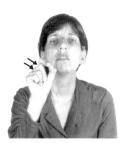

<JOÃO GOSTAR QUEM>qu (*in situ*)
De quem o João gosta?

Neste exemplo, há uma palavra interrogativa na posição de objeto no final da sentença.

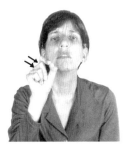
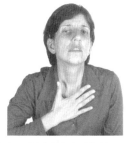
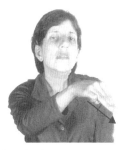

<[_CP QUEM [_IP t GOSTAR MARIA]]>qu (movido)
Quem gosta da Maria?

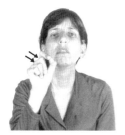 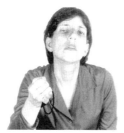 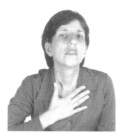

<[_CP DE QUEM [_IP JOÃO GOSTAR t]]>qu (movido)
De quem o João gosta?

Estes dois últimos exemplos são consistentes com a análise do movimento para a esquerda, especialmente o último, em que há um vestígio na posição do objeto por causa de uma palavra interrogativa movida para o começo da sentença, na esquerda. Portanto, assume-se que o movimento das interrogativas na língua de sinais brasileira é para a posição de especificador de CP [Spec CP].

(ii) Na língua de sinais brasileira, há marcas não-manuais associadas com as construções interrogativas que se espalham obrigatoriamente sobre o seu domínio de c-comando:

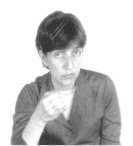 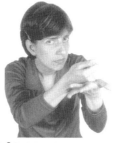 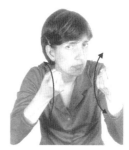

<JOÃO COMPRAR CARRO>sn
O João comprou um carro?

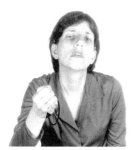 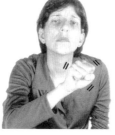 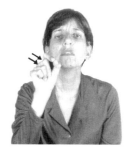

<JOÃO PEGAR O QUE>qu
O que João pegou?

Os exemplos a seguir são considerados agramaticais se o objetivo é significar as mesmas sentenças com a respectiva marca não-manual espalhada por toda sentença como apresentado até aqui.

*JOÃO PEGAR <BOLA>sn
*JOÃO PEGAR <O QUE>qu

Esses exemplos são possíveis na língua de sinais brasileira, mas com outro significado, algo como uma pergunta de confirmação (*tag questions*) para as interrogativas sim ou não, ou uma interrogativa tipo *eco* para as demais interrogativas. Em português, estas interrogativas seriam equivalentes aos seguintes exemplos:

Tu queres água, não é?   (*tag question*)

João quer... o que mesmo?   (interrogativas eco)

Assumindo que as marcas não-manuais estão associadas com o domínio de c-comando, CP deve estar à esquerda de IP, uma vez que tais marcas se espalham obrigatoriamente sobre IP.

As sentenças com sujeito interrogativo ocupando a posição final poderiam ser consideradas contra-exemplos para essa proposta.[18] No entanto, observou-se que mesmo estando a palavra interrogativa na posição final, a marca não-manual se espalha obrigatoriamente sobre todo o IP, conforme ilustrado através do contraste entre os próximos exemplos.

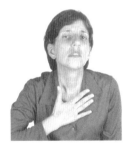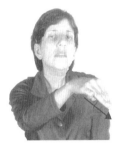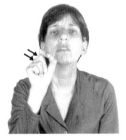

<GOSTAR MARIA QUEM>qu
Quem gosta da Maria?

*GOSTAR MARIA <QUEM>

---

[18]Neidle, Kegl, Bahan, Aarons e Maclaughin (1997) apresentaram exemplos análogos a estes para reforçar a proposta de que o movimento das interrogativas na ASL é para a direita. Petrônio e Lillo-Martin (1997) contra-argumentaram estes autores, analisando tais exemplos como instâncias de elementos duplos com o apagamento da cópia licenciado pelo foco (análise esta que inspirou a proposta de Quadros, 1999).

Este último exemplo pode ser considerado gramatical somente se for uma instância de interrogativa eco (*echo-question*), mas não se for uma interrogativa verdadeira. É necessário ainda explicar por que ocorre um sujeito interrogativo em posição final. Note-se que, apesar de haver um sujeito interrogativo pronunciado nessa posição, pode-se afirmar que CP ainda ocupa a posição à esquerda de IP em uma posição mais alta, uma vez que ocorre a marca não-manual interrogativa se espalhando sobre toda a sentença. A posição final pode ser explicada como uma instância de construção dupla, assim como proposto por Petrônio e Lillo-Martin (1997) para a ASL.

(iii) Elementos interrogativos em posição final são elementos focalizados ocupando o núcleo da projeção FP. A presença de foco licencia o apagamento da cópia.

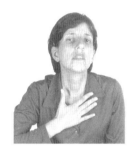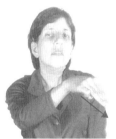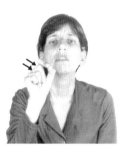

<~~QUEM~~ GOSTAR MARIA QUEM>qu
Quem gosta da Maria?

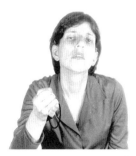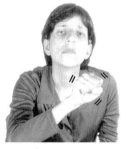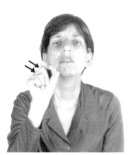

<~~O QUE~~ JOÃO PEGAR O QUE>qu
O que João pegou?

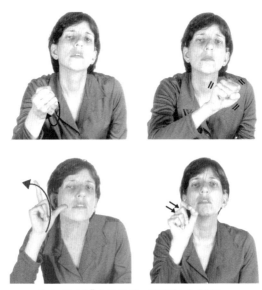

<O QUE JOÃO PEGAR ONTEM O QUE>qu
O que João pegou ontem?

Adicionou-se o último exemplo, uma vez que Neidle, Kegl, Bahan, Aarons e Machlaugh (1997) utilizaram um exemplo análogo na ASL para mostrar o movimento para a direita. Essas autoras acreditam que, ao invés dos constituintes interrogativos 'o que', 'como', por que', etc., movimentarem-se para a posição inicial através de um movimento para a esquerda, esses elementos ocupam a posição inicial e movimentam-se para a direita quando for o caso.[19]

Elas analisaram esse tipo de construção na ASL como tendo um tópico gerado na base da posição inicial e o outro elemento interrogativo como movido para a direita e, portanto, ocupando a posição final da sentença. O problema com sua análise para a ASL, como seria para a língua de sinais brasileira, é que, segundo Bresnan e Mchombo (1987), ter um elemento indefinido

---

[19] O movimento para a esquerda ou para a direita se refere às regras que determinam mudança na estrutura da frase através de movimentos de partes de elementos da estrutura. Desde o início deste capítulo, está sendo apresentada uma estrutura da língua de sinais brasileira constituída da direita para a esquerda, conforme representação das estruturas da frase dada anteriormente.

na posição de tópico não é desejável, uma vez que tal posição é ocupada por uma informação pressuposta, uma entidade específica.

A análise sobre construções duplas (focalizadas) parece dar conta desses fatos na língua de sinais brasileira. No exemplo anterior, não há um elemento interrogativo entre o verbo e o adjunto, portanto, o objeto interrogativo não está *in situ*. Assim, assume-se que houve um movimento da interrogativa da posição de objeto para [Spec, CP] como ilustrado a seguir:

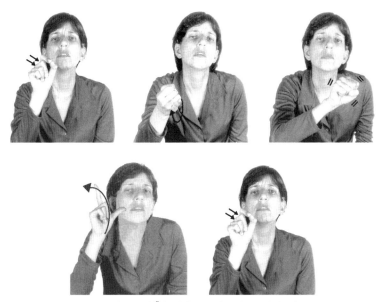

<[$_{CP}$ O QUE$_i$ [$_{IP}$ JOÃO PEGAR t$_i$ ONTEM] O QUE>qu

Assim, tem-se um elemento interrogativo movido para a posição de especificador de CP, em que a posição final está ocupada pelo elemento interrogativo duplo (focalizado). Isso se aplica aos demais exemplos, ou seja, ou há um sujeito interrogativo em CP ou *in situ* na posição inicial e um elemento interrogativo duplo em posição final ou há um objeto interrogativo na posição inicial movido para CP e outro elemento interrogativo duplo na posição final. Como mencionado antes, as construções duplas podem derivar sentenças com o elemento duplo apagado, o que pode ocorrer, da mesma forma, com as construções interrogativas duplas.

Outra evidência que mostra o elemento interrogativo ocupando a posição de foco está na sentença a seguir:

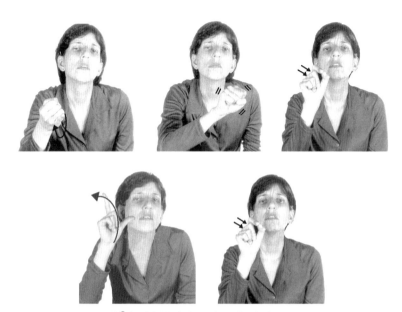

<JOÃO PEGAR O QUE ONTEM O QUE>qu

Nesse exemplo, o elemento interrogativo aparece simultaneamente na posição gerada na base *in situ* e na outra posição. Considerando a análise apresentada, a posição final é ocupada pelo elemento interrogativo duplo no núcleo de FP, que força o movimento da sentença inteira para a posição de especificador de FP [Spec FP]. Uma vez que o movimento do elemento interrogativo para a posição de especificador de CP é opcional na língua brasileira de sinais, há uma instância de interrogativa *in situ* aqui. O que é interessante com esse tipo de construção é que há uma diferença entre os elementos interrogativos de CP (*in situ* ou movido) e o elemento interrogativo duplo associado com foco. As instâncias de interrogativas *in situ* apresentam o mesmo escopo da marcação não-manual associada com este tipo de construção, que difere da ênfase associada à marcação não-manual do elemento interrogativo duplo.

(iv) CP está abaixo de TP (topicalização), uma vez que a marcação não-manual associada com as interrogativas deve seguir a marcação não-manual de tópico. Essas marcações não-manuais nunca co-ocorrem.

(v) Na língua de sinais brasileira há uma distribuição similar de CP em orações principais e orações subordinadas.

Na língua de sinais brasileira, diferentemente da ASL, as construções interrogativas nas orações principais têm um sinal diferente do sinal de orações subordinadas. Neste caso, a marca não-manual associada com a oração interrogativa subordinada é mais tensa do que aquela produzida com a oração principal, além de poder ser produzida com uma ou duas mãos, conforme ilustrado no sistema de transcrição no Capítulo 1 e repetido aqui através das figuras a seguir:

a) interrogativa 1 – são as interrogativas que indagam sobre alguma coisa normalmente associadas às palavras interrogativas O QUE, COMO, ONDE, POR QUE, QUEM < >qu

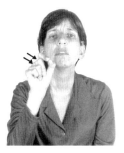

<QUE>qu

b) interrogativa 2 – são aquelas que expressam dúvida, desconfiança < >~~

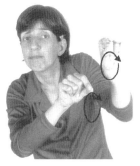

<QUE>~~

c) interrogativa 3 – são aquelas que aparecem normalmente em orações subordinadas com expressão facial diferenciada < >qu~

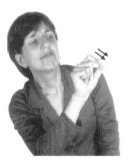

<QUE>qu~

Isso é muito interessante, uma vez que a ASL não apresenta tal distinção nesses dois contextos. Na língua de sinais brasileira torna-se, portanto, mais fácil distinguir a verdadeira oração subordinada daquela oração que parece ser subordinada, mas, na verdade, é uma oração principal. Os exemplos a seguir ilustram orações subordinadas interrogativas:

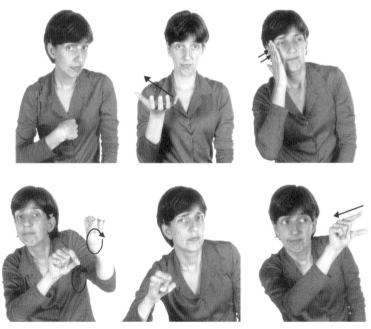

<EU QUERO SABER>   <QUEM O JOÃO ESCOLHER>qu~~
Eu quero saber quem o João escolheu

LÍNGUA DE SINAIS BRASILEIRA **195**

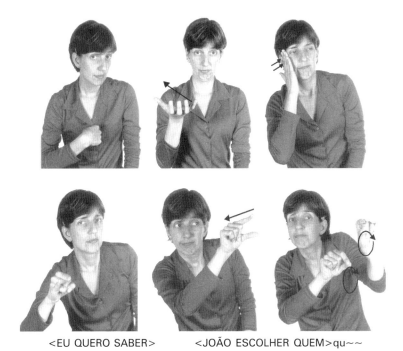

<EU QUERO SABER>   <JOÃO ESCOLHER QUEM>qu~~

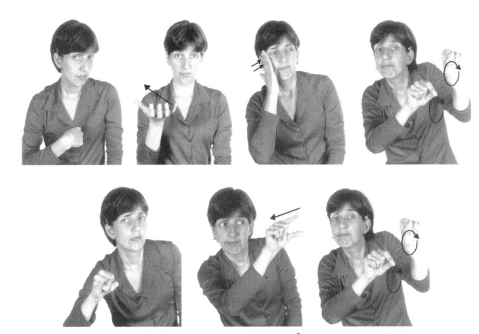

<EU QUERO SABER>   <QUEM JOÃO ESCOLHER QUEM>

Essas construções apresentam exatamente a mesma distribuição das interrogativas analisadas até então. Há um movimento para a esquerda em direção à posição de especificador de CP da oração subordinada no primeiro exemplo, bem como uma construção com instância de interrogativa dupla no último exemplo que licencia o apagamento da cópia, como no exemplo anterior.

Esse não seria o caso da seguinte derivação:

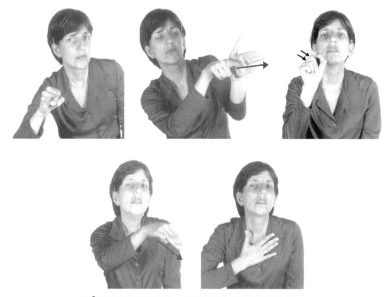

JOÃO PERGUNTAR <QUEM MARIA GOSTAR>qu
O João perguntou: "De quem Maria gosta?"

Se for intencionado expressar uma oração subordinada utilizando a marcação não-manual associada com as interrogativas junto com orações principais, a derivação não terá essa leitura. A leitura possível é de interrogativa direta, conforme ilustrado no último exemplo.

Outro tipo de construção interrogativa é aquela que inclui a pergunta indireta. Para Petrônio e Lillo-Martin, não há marcação não-manual associada com as perguntas indiretas na ASL (por exemplo, EU SEI QUEM MARIA GOSTAR). Na verdade, esse tipo de construção sem qualquer pista não-manual é o caso que ilustra de forma clara o movimento para a esquerda. Nesses casos, há uma tendência de iniciar a pergunta indireta com o elemento interrogativo na posição inicial da oração subordinada. Esse tipo de derivação é análogo às construções subordinadas da língua de sinais brasileira apresentadas nos exemplos anteriores. Nesse tipo de construção, há um outro tipo de marca não-manual associada à oração interrogativa indireta. O exemplo a seguir ilustra este caso:

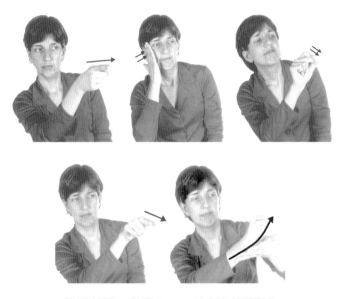

TU SABER <QUEM>qu~ IX CONQUISTAR
Tu sabes quem el@ conquistou

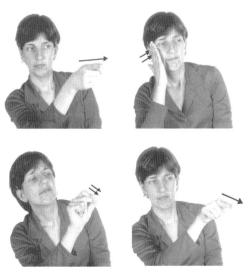

TU SABER <QUEM>qu~ IX
Tu sabes quem é el@

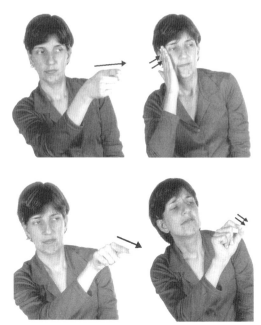

TU SABER IX CONQUISTAR <QUEM>qu~

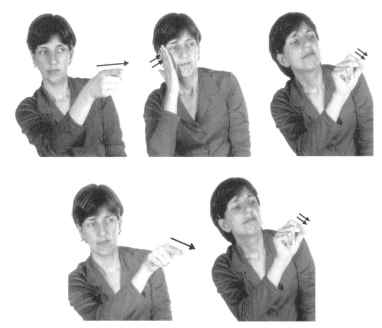

TU SABER <QUEM-c>qu~ IX CONQUISTAR <QUEM>qu~

A marca não-manual desse tipo de interrogativa parece estar associada com a idéia de querer ter uma confirmação.

As construções interrogativas na língua de sinais brasileira se comportam de diferentes formas, mas, mesmo assim, pode-se concluir que CP está à esquerda de IP, permitindo o movimento do elemento interrogativo para a esquerda da sentença durante a derivação. As construções duplas, ou seja, com foco, são fundamentais para explicar uma série de derivações na língua de sinais brasileira, inclusive aquelas que determinam mudanças na ordem das palavras e as interrogativas.

O objetivo das análises apresentadas foi de descrever e explicar alguns tipos de construções sintáticas possíveis na língua de sinais brasileira. Ainda vale analisar as discussões a respeito dos efeitos da modalidade das línguas na sintaxe. A próxima seção se ocupará de fazer algumas considerações diante de alguns questionamentos que têm sido levantados a respeito das implicações efetivas na teoria da gramática.

O COMPORTAMENTO DOS VERBOS E A QUESTÃO DA CONCORDÂNCIA

Concordância é um fenômeno lingüístico no qual a presença de um elemento em uma sentença requer uma forma particular de outro elemento que é gramaticalmente ligado a ele. Em muitas línguas, a forma particular do segundo elemento, normalmente um verbo, depende de traços-φ do primeiro elemento, tipicamente o sujeito da sentença. Uma característica comum entre as línguas com concordância marcada é que todas apresentam concordância com o sujeito. Em alguns casos, há marcação de concordância com o objeto. Nas línguas de sinais, a concordância é obrigatória com o objeto, podendo ou não ser realizada com o sujeito, dependendo da seleção do verbo.

A grande questão em relação às línguas de sinais é a seguinte: a marcação chamada de concordância nas línguas de sinais é de fato concordância? Tem-se assumido que a concordância nas línguas de sinais é marcada abertamente em verbos do tipo DAR, PERGUNTAR, AJUDAR em diferentes línguas de sinais – DGS, ASL, NS, AUSLAN e, também, na língua de sinais brasileira (Suppala, 1986; Mathur e Rathmann, 2001; Mathur, 2000; Quadros, 1999).[20]

No entanto, há variações nas análises destes verbos. Entre as diferentes propostas, Klima e Bellugi (1979) analisam a modulação do verbo como que acontecendo de acordo com o lócus em um plano horizontal sendo considerado um processo flexional que reflete a referência indexical. Meier (1980, 1990) analisa os morfemas dentro do verbo como correspondente ao objeto (e ao sujeito) ocorrendo simultaneamente com o verbo. Liddell e Johnson (1989) e

---

[20]DGS – língua de sinais alemã; NS – língua de sinais holandesa; AUSLAN – língua de sinais australiana.

Sandler (1989) desenvolvem modelos que não são apenas simultâneos, mas apresentam uma seqüência estrutural. Por exemplo, um sinal pode ter duas CM (configuração de mão) ou L (locação) em uma seqüência, como visto no Capítulo 2. Esta proposta tornou possível uma análise do morfema de concordância consistindo de traços de locação como afixo independente que é ajuntado ao verbo não-especificado para a locação. Lillo-Martin e Klima (1990), Bahan (1996) e Meir (1998) assumem que o lócus é representado como uma variável no sistema lingüístico determinado pelo discurso. Para esses autores, não há necessidade de marcar o lócus abertamente no nível da sintaxe, uma vez que os índices são suficientes para garantir a referência. Por outro lado, Liddell (1990, 1995) sugere que os pontos no espaço devem ser descritos como entidades mentais (pictóricas). Segundo sua análise, tais entidades não podem fazer parte do sistema lingüístico, pois envolvem espaços reais contendo uma representação mental do objeto/referência em si. Assim, não há necessidade de definir o lócus fonológica e morfologicamente. Além disso, a concordância verbal deixa de existir enquanto concordância do ponto de vista lingüístico.

Rathmann e Mathur (2002) analisam a proposta de Liddell e mostram que o problema se apresenta considerando os níveis de variação fonética do *locus* em línguas de sinais, sendo eles formal e de determinação de fronteiras. No primeiro caso, se se estabelecesse um ponto no espaço para JOÃO no lado esquerdo, tenta-se voltar ao mesmo ponto ao referir JOÃO durante o discurso. No segundo caso, um ponto diferente do ponto estabelecido para JOÃO pode ter um significado diferente. Considerando esses casos, cada lócus deve ser listado no léxico, uma vez que há correspondência entre o ponto e o referente.

Apesar do lócus de não-primeiras pessoas fazerem parte de um conjunto que apresenta "ligação" dentro do discurso, o critério do léxico que determina listabilidade não é observado. Assim, o problema de infinitude está relacionado com a listabilidade.

Mesmo assim, os pesquisadores assumem a concordância como sendo separada da entrada lexical do verbo e como sendo de natureza lingüística. A seguir, serão apresentados vários aspectos que evidenciam que a proposta de Liddell não dá conta das propriedades lingüísticas da concordância verbal (Rathmann e Mathur, 2002; Lillo-Martin, no prelo; Quadros, 1999).

A concordância nas línguas de sinais como elemento gramatical justifica-se a partir de vários aspectos gramaticais, entre eles, os pesquisadores mencionam os seguintes:

- as formas para primeira pessoa e não-primeira pessoa são diferentes;
- a presença de marcação de número nos verbos apresenta múltiplas formas em diferentes línguas de sinais;
- a existência de auxiliar em algumas línguas de sinais expressam a relação sujeito-verbo-objeto nas construções com verbos que não marcam concordância;

– Rathmann e Mathur (2002) verificaram que a concordância verbal na língua de sinais está associada com diferentes tipos de verbos em relação às propriedades semânticas de seus argumentos (seleção de argumentos animados e inanimados). A concordância verbal está presente com objetos diretos/indiretos animados. Assim, caracteriza-se a concordância em termos estruturais.

Apesar de a língua de sinais brasileira ser uma língua de núcleo inicial, já viu-se que há uma assimetria entre duas classes verbais que apresentam repercussão na estrutura que justifica a existência de duas representações, conforme apresentado anteriormente. Cabe ressaltar que essa análise, feita por Quadros (1999), não considerou os verbos classificadores, assim chamados por incluírem, além da informação verbal, o sujeito e/ou o objeto, além de poder estar associado com número e grau. Nesse sentido, faz-se necessária uma breve discussão sobre os diferentes tipos de verbos encontrados na língua de sinais brasileira. Quadros (1999) simplificou a classificação dos verbos na língua de sinais brasileira em verbos sem e com concordância verbal. Essa opção justifica-se, pois acomoda em duas classes verbais todas as formas verbais encontradas na língua de sinais brasileira, devidamente explicadas através das propostas de Lasnik (1995) e Bobaljik (1995), que também desenvolvem análises com duas possibilidades. No entanto, há outras manifestações que compreendem expressões verbais que poderiam complicar a análise. Por exemplo, os verbos chamados de *handling verbs*, que poderiam ser chamados de "verbos manuais", e os classificadores.

Os verbos sem concordância

Viu-se no Capítulo 3 que os verbos sem concordância são aqueles que não se flexionam em pessoa e número e não tomam afixos locativos. No entanto alguns desses verbos se flexionam em aspecto. Exemplos dessa categoria na língua de sinais brasileira são CONHECER, AMAR, APRENDER, SABER, INVENTAR, GOSTAR.

Os verbos com concordância

Por outro lado, os verbos com concordância são os que se flexionam em pessoa, número e aspecto. Exemplos dessa categoria na língua de sinais brasileira são DAR, ENVIAR, RESPONDER, PERGUNTAR, DIZER, PROVOCAR. Quadros (1999) incluiu os verbos "espaciais" nesta classificação. Tais verbos possuem afixos locativos, como VIAJAR, IR e CHEGAR. Vale destacar que muitos autores (tais como Padden, 1988) fazem a distinção entre os verbos com concordância e os verbos locativos. Quadros optou por incluí-los nesta categoria, uma vez que sintaticamente tais verbos apresentavam o mesmo comportamento, ou seja, tinham traços a ser checados gerando o desdobramento de IP em Agr e TP (concordância e sintagma temporal). Isso não significa que semanticamente não haja diferença. Na verdade, há seleções semânticas padrões que diferenciam os verbos espaciais dos verbos que incorporam o sujeito e o objeto. Rathman e Mathur (2002) apresentam uma análise diferenciando os verbos quanto à seleção de seres animados e inanimados, por exemplo.

Vale mencionar que alguns verbos podem ser classificados como sem concordância ou com concordância. São verbos que são classificados como sem concordância, mas que podem ser sinalizados em um determinado ponto incorporando o referente. Quadros e Lillo-Martin (em elaboração) verificaram que tais verbos apresentam o mesmo comportamento sintático de verbos com concordância quando são sinalizados em concordância com o referente estabelecido espacialmente. O teste para tal constatação relaciona-se com a distribuição da negação, conforme já mencionado anteriormente. Os verbos sem concordância não admitem a negação antes do verbo, ao contrário dos verbos com concordância (exemplos).

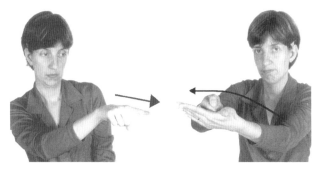

<ELE>do <PAGAR>do
Ele pagou (alguma determinada coisa)

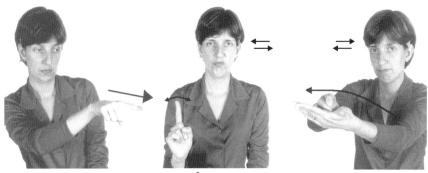

<ELE>do <NÃO <PAGAR>do>n
Ele não pagou (alguma determinada coisa)

*ELE NÃO PAGAR

Aqui PAGAR pode ser classificado como um verbo com concordância através da direção do olhar e do movimento, como também ser classificado como sem concordância. Assim como ilustrado no exemplo anterior, quando o verbo PAGAR é um verbo sem concordância, a sentença será rejeitada quando a negação preceder o verbo

Aspecto pode ser marcado tanto em verbos sem ou com concordância. Isso indica aspecto como uma categoria funcional independente de IP. Os verbos associados com aspecto na língua de sinais brasileira necessariamente aparecem em posição final:

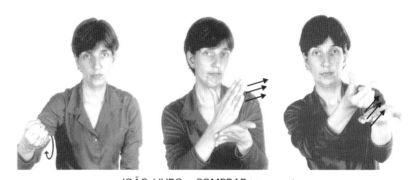

JOÃO LIVRO <COMPRAR+>aspecto
*JOÃO <COMPRAR+>aspecto LIVRO
João compra muitos livros

Ainda dentro da classificação de verbos com concordância, há os chamados de *backward verbs*. Tais verbos iniciam a trajetória do sinal na posição do objeto e concluem-na na posição de sujeito, ao contrário dos demais verbos com concordância, que começam sua trajetória na posição do sujeito e vão em direção à posição do objeto. Na língua de sinais brasileira há vários verbos que ilustram este tipo de verbo, como BUSCAR e CHAMAR.

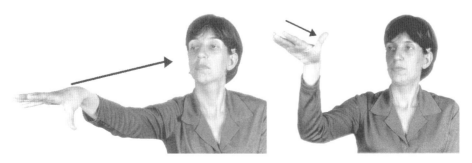

BUSCAR   CHAMAR

Os verbos "manuais"

Os verbos manuais envolvem uma configuração de mão em que se representa estar segurando um objeto na mão. Tais verbos são usados nas seguintes sentenças:

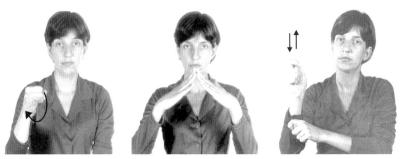

<JOÃO>t <CASA>t <PINTAR-ROLO>cl
João pinta a casa com o rolo

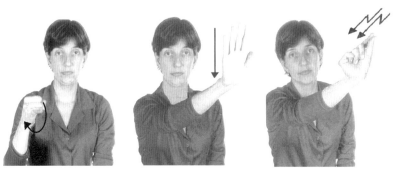

<JOÃO>t <TELA>t/cl <PINTAR-PINCEL>cl
João pinta a tela com o pincel

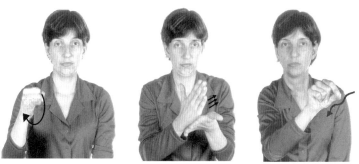

<JOÃO>t <CADERNO>t <PINTAR-LÁPIS>cl
João pinta o caderno com o lápis

Assim como observado com os verbos associados com aspecto, os verbos manuais finalizam a sentença. Primeiro situa-se sobre o que está se falando e, em seguida, define-se que tipo de verbo manual será usado, como nas construções tópico-comentário.

A classe dos verbos manuais poderia incluir os classificadores que incorporam a informação verbal da sentença, pois também incorporam o objeto quando este é o caso. Além dessas informações, os classificadores podem incorporar número e grau. Liddell (1980) refere-se a este tipo de exemplo na língua de sinais americana como 'predicados complexos'. Seguem alguns exemplos na língua de sinais brasileira:

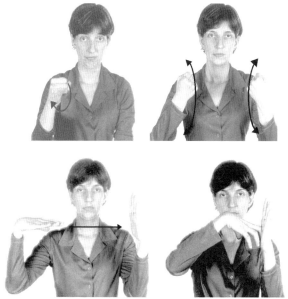

<JOÃO>t <CARRO>t <CL(carro)-BATER-POSTE+>cl
O João estava de carro e bateu no poste detonando completamente o veículo

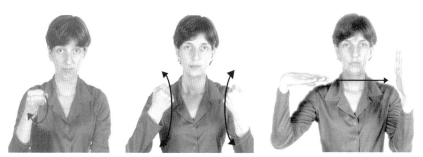

<JOÃO>t <CARRO>t <CL(carro)-BATER-POSTE>cl
O João estava de carro e deu uma batidinha no poste

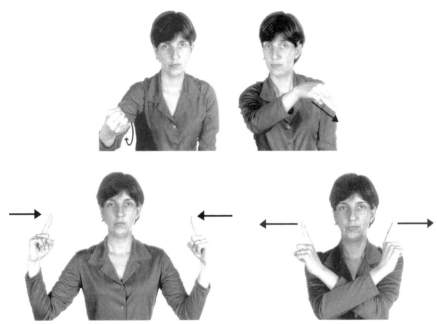

JOÃO MARIA <CL(pessoa)-CRUZAR-UM-PELO-OUTRO>cl
O João cruzou pela Maria

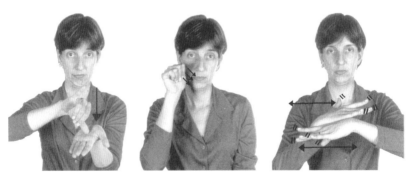

<CENTRO>t MULHERES <CL(pessoas)-CRUZANDO-ENTRE-SI>cl
No centro, várias mulheres cruzam entre si

Assim como mencionado por Lillo-Martin (no prelo), esse tipo de construção parece romper com todas as regras na língua de sinais em todos os níveis de análise (sintático, morfológico e fonológico), uma vez que apresenta um comportamento completamente incomum, considerando as análises clássicas de um item lexical.

Liddell (1980) apresenta exemplos da língua de sinais americana assumindo que há algum tipo de iconicidade associado que justificaria algumas construções com mudança da ordem *standard* dessa língua, que também é SVO. Liddell propõe que a informação sobre a relação entre a atividade e o objeto envolvido é claramente expressada de forma espacial em um sentido pictórico. Um exemplo, que se apresenta também na língua de sinais brasileira com a mesma estrutura, seria o seguinte:

WOMAN PIE PUT-IN-OVEN
A Mulher colocou a torta no forno (Liddell, 1980, p. 89-91)

Liddell também observou que há possibilidade de estruturas OSV serem geradas na língua de sinais americana sem marca de tópico em exemplos em que há um predicado complexo (mencionados como classificadores anteriormente). Tais predicados são considerados complexos, porque, através de um único sinal, o sinalizador expressa um locativo e um nome. A seguir, apresentam-se dois exemplos considerados relevantes que também aparecem na língua de sinais brasileira com a mesma estrutura:

BALL JOHN SWING-A-BAT
John bateu na bola com um taco

FENCE CAT SLEEP
O gato dormiu na cerca sentado (Liddell, 1980, p. 91-100)

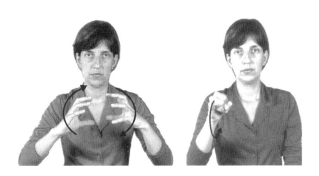

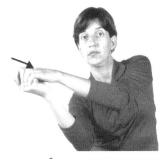

BOLA JOÃO BATER-COM-TACO

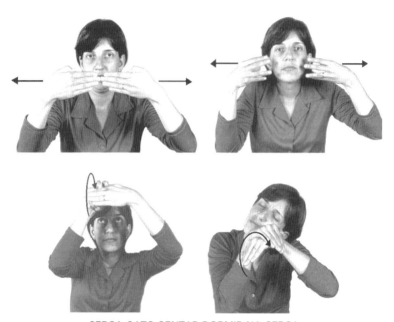

CERCA GATO SENTAR DORMIR-NA-CERCA

Todos estes exemplos ilustram os verbos "manuais" tanto na língua de sinais americana como na língua de sinais brasileira. Assim como já mencionado, os verbos são chamados de *handling verbs* por alguns autores quando incluem um instrumento e/ou 'predicados complexos' por outros autores.

A versão de Liddell tende a analisar tais construções como expressões de ordem não-sintática. Esse viés é retomado nas suas análises mais atuais excluindo por completo uma análise de ordem sintática nos termos analisados até então, considerando a teoria lingüística e os estudos das línguas em geral. Sua proposta segue um rumo alternativo. Sua versão, na verdade, resulta de uma atenção especial às diferenças, uma vez que assim poderia estar adentrando nos limites da teoria lingüística. Liddell (1990, 1995) considera que os pontos estabelecidos no espaço, que são incorporados pelos verbos no que vem se chamando de concordância, não podem ser analisados morfologicamente, uma vez que tais pontos são indeterminados. A partir de suas análises, ele conclui que não há concordância verbal na língua de sinais americana. Para o autor, o que acontece é uma indicação de natureza gestual combinada com elementos de ordem lingüística dos sinais. No entanto, apesar de serem identificados aspectos aparentemente diferentes das análises tradicionais realizadas no âmbito da lingüística teórica, ainda assim há propostas que parecem acomodar de forma interessante tais características. Lillo-Martin (no prelo) e Mathur e Rathmann (2002) apresentam evidências lingüísticas (e psicolingüísticas) de que a concordância existe na língua de sinais americana. Apesar da existência destes classificadores, parece que o sistema lingüístico é ordenado de forma linear em algum nível que obviamente não é trivial. Note-se que não há uma ordenação caótica nas sentenças incluindo os verbos manuais. Isso indica que, apesar das características essencialmente visuais e espaciais, há restrições quanto à ordenação dos constituintes na estrutura.

Note-se ainda que tais construções seguem o mesmo padrão: todas ocupam a posição final da sentença. Com os classificadores, o predicado complexo inteiro que inclui o verbo ocupa esta posição. Todos os exemplos estão ou associados com a marcação não-manual de concordância ou com a marcação não-manual de tópico. Em termos estruturais, a posição final também é ocupada pelo foco que usualmente está associada com o movimento da cabeça, mas têm-se exemplos de que há restrições de tal posição ser ocupada por argumentos oracionais. Uma hipótese possível seria considerar estas construções manuais tendo relação em alguma instância com as construções de foco, sendo que tais argumentos oracionais seriam nucleares pela sintaxe, uma vez que morfologicamente apresentam características de um único sinal. Assim, a sintaxe sendo cega à informação semântica oracional, a estrutura seria derivada de qualquer forma, apresentando a devida interpretação na interface que do ponto de vista fonológico apresentaria uma interpretação equivalente a um único sinal que pode ser analisado em unidades menores (cf. Suppala, 1982, 1986). A seguir, apresentam-se tais exemplos derivados com a topicalização e associados com foco:

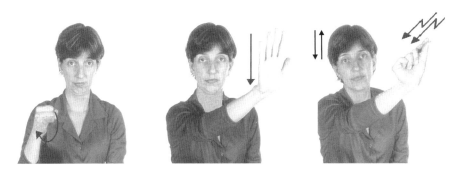

<JOÃO>t <TELA>t <PINTAR-PINCEL>cl/mc
João pinta a tela com o pincel

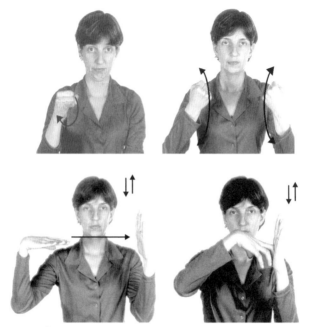

<JOÃO>t <CARRO>t <CL(carro)-BATER-POSTE+>cl/mc
O João estava de carro e bateu no poste, detonando completamente o veículo

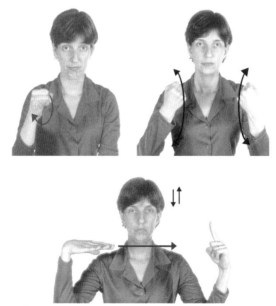

<JOÃO>t <CARRO>t <CL(carro)-BATER-POSTE>cl/mc
O João estava de carro e deu uma batidinha no poste

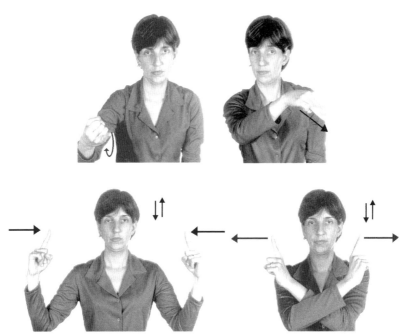

<JOÃO>t <MARIA>t <CL(pessoa)-CRUZAR-UMa-PELO-OUTRO>cl/mc
O João cruzou pela Maria

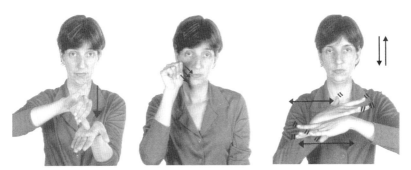

<CENTRO>t MULHERES [CL(pessoas)-CRUZANDO-ENTRE-SIb] hn
No centro, várias mulheres cruzam entre si

Analisar tais derivações como instâncias de foco e/ou tópico favorecem as análises de Braze (1997), de que o movimento do objeto é para categorias não-argumentais.

Evidenciou-se até então que a concordância é um aspecto gramatical nas línguas de sinais. No entanto, permanece o problema da infinitude levantado por Liddell e retomado por Rathmann e Mathur (2002) como o problema relacionado com a listabilidade. Nesse sentido, Rathmann e Mathur propõem que, assim como com as línguas faladas, os elementos que determinam a concordância verbal são os argumentos de ordem estrutural, os índices (ou, mais precisamente, os traços-φ) dos IPs e a condição de visibilidade destes IPs para atribuição dos papéis-η (ou seja, eles devem ser visíveis ou devem ser determinados através do Caso Abstrato (cf. Chomsky, 1981) ou ainda através da co-indexação com um morfema no verbo através da concordância ou do movimento (cf. Baker, 1996). Nas línguas de sinais, o IP será visível para a atribuição dos papéis-η através da concordância. Assim, o problema da infinitude é tratado da mesma forma que nas línguas faladas. No entanto, há problemas que permanecem relacionados à listabilidade. Na verdade, os problemas não são de ordem sintática, mas de ordem fonológica e morfológica. Segundo Rathmann e Mathur, as diferenças entre as línguas sinalizadas e as línguas faladas apontadas por Liddell estão no nível da interface articulatória-perceptual (modelo de Jackendoff, 1992). Essa proposta retira o 'locus' do módulo da fonologia e acomoda-o na interface, pois o módulo da fonologia não é suficientemente sofisticado para incluir este tipo de expressão conceitual (referencial), e não há informação suficiente que justifique a articulação do locus no módulo da fonética (o locus pode tomar diferentes formas e tamanhos, determinados manualmente através do espaço "gestual"). Assim, o 'locus' é uma realização gestual que é determinada na interface entre o sistema lingüístico e a estrutura conceitual.

A proposta de Rathmann e Mathur é uma alternativa teórica conciliadora e merece ser analisada em detalhes, considerando suas implicações nas análises das línguas de sinais. As perspectivas de pesquisas na área ampliam-se, incluindo possibilidades de avanços no nível das investigações das interfaces.

CONCLUSÃO

A língua de sinais brasileira é uma língua. Este livro apresentou vários elementos dentro dos níveis de análise propostos na lingüística. São estudos com diferentes línguas de sinais e, em especial, com a língua de sinais brasileira. No capítulo inicial, realizou-se uma reflexão mais geral, mencionando princípios universais da lingüística e algumas concepções inadequadas, expressas em alguns mitos relacionados às línguas de sinais. Nos capítulos subseqüentes, apresentou-se uma abordagem sobre a fonologia, a morfologia e a sintaxe das línguas de sinais. Foi apresentada uma aplicação dos estudos lingüísticos de outras línguas faladas e de outras línguas de sinais à língua de sinais brasileira. A língua de sinais apresenta um campo vastíssimo para os estudos lingüísticos no Brasil.

Conforme exposto, existe uma discussão entre os pesquisadores de diferentes línguas de sinas relacionada com o fato dessas línguas serem ou não analisáveis como as línguas faladas, considerando-se suas peculiaridades em função da modalidade espacial. Ao que tudo indica, conforme os estudos descritos neste livro, as derivações visuais-espaciais seguem também a mesma lógica das derivações orais-auditivas, ou seja, observam-se restrições na organização sintática que delimitam as possibilidades existentes na derivação de sentenças. No entanto, não se pode desprezar as observações de Liddell (1995), em especial quanto à organização morfológica das palavras classificadoras, apesar de haver argumentos favoráveis a uma análise nos padrões clássicos apresentados neste livro (Suppala, 1982, 1986). Lillo-Martin (no prelo) apresenta a partir dessas considerações a seguinte questão: as línguas de sinais podem oferecer alguma informação nova quanto ao nível de interface articulatório-perceptual? Nesse sentido, cabe considerar o estabelecimento de pontos no espaço. Do ponto de vista de Liddell, tais pontos não podem ser analisados como representações gramaticais, mas sim pictóricas. De fato, tais pontos não seguem os padrões de análise morfológica clássicos; no entanto, as evidências sintáticas acomodam as análises dentro da perspectiva da teoria lingüística. Assim, mais uma vez, apresenta-se a questão levantada por Lillo-

Martin, e surge, ainda, outra questão relacionada com as informações gramaticais atreladas às marcas não-manuais, que também apresentam um caminho de possibilidades de contribuições para o entendimento das interfaces.

Neste contexto, o presente trabalho procurou descrever alguns aspectos lingüísticos da língua de sinais brasileira apresentando, por exemplo, a assimetria entre verbos que marcam e que não marcam concordância. As evidências apontam para uma análise gramatical da concordância. Por outro lado, assim como proposto por Rathmann e Mathur e acomodando a versão de Liddell, as marcações chamadas neste trabalho como 'manuais' (ou gestuais por Rathmann e Mathur, ou ainda representações espaciais mentais pictóricas por Liddell) podem ser classificadas como concordância no sentido sintático, mas apresentar repercussões no nível articulatório-perceptual.

Muitas pesquisas sobre a estrutura das línguas de sinais têm considerado tais questões, mas ainda há muito a ser investigado. Existe porém uma preocupação sobre os efeitos das diferenças na modalidade, tornando o estudo de línguas de sinais extremamente relevante. Mas deve-se levar em conta também o fato de as similaridades entre línguas faladas e sinalizadas confirmar a existência de propriedades do sistema lingüístico que transcendem as modalidades das línguas. Hulst (1985) considera ainda que, ao se investigar as línguas de sinais, deve-se utilizar uma teoria que trabalhe com princípios universais aplicáveis tanto às línguas faladas quanto às línguas de sinais. Nesse sentido, o estudo das línguas de sinais tem apresentado elementos significativos para a confirmação dos princípios que regem as línguas humanas.

REFERÊNCIAS BIBLIOGRÁFICAS

AARONS, D. *Aspects of the syntax of American Sign Language*. Boston, MA: Ph.D. Dissertation, Boston University, 1994.

AARONS, D.; BAHAN, B.; KEGL, J.; NEIDLE, C. Lexical tense markers in american sign language. In: EMMOREY, K.; REILLY, J. S. (eds.). *Language, gesture and space*. Hillside, NJ: Lawrence Erlbaum Assoc., 1995.

AITCHISON, J. *Linguistics*. London: Hodder & Stoughton, 1992.

AKMAJIAN, A.; DEMERS, R. A.; FARMER, A. K.; HARNISH, R. M. *Linguistics: an introduction to language and communication*. Cambridge: MIT Press, 1997.

ANDERSON, J.; EWEN, C. *Principles of dependency phonology*. Cambridge: Cambridge University, 1987.

ANN, J. *A linguistic investigation of the relationship between physiology and handshape. Tese de doutorado não-publicada*, University of Arizona, Tucson, 1993.

ARROTÉIA, J. Papel do marcador 'aceno da cabeça' em sentenças não-conônicas. In: *III Seminário Internacional Abralin*, UFRJ. Rio de Janeiro, 2003.

AURÉLIO BUARQUE DE HOLANDA FERREIRA. *Novo dicionário da língua portuguesa*. 2. ed. Rio de Janeiro: Nova Fronteira, 1986.

BAHAN, B. *Non manual realization of agreement in american sign language*. Boston, MA: Ph.D. Dissertation, Boston University, 1996.

BAKER, C.; COKELY, D. *American sign language: a teacher's resource text on grammar and culture*. [s.l., s.n.] 1980.

BAKER, C.; PADDEN, C. *American sign language: a look at its history, structure and community*. Silver Spring: T.J. Publishers, Inc., 1978.

BAKER, C.A. *Microanalysis of the nonmanual components of questions in american sign language*. PhD. dissertation, University of California, Berkeley, 1983.

BASÍLIO, M. *Teoria lexical*. Rio de janeiro: Vozes, 1987.

BATTISON, R. Phonological deletion in american sign language. *Sign Language Studies,* v.5, p.1-19, 1974.

_____ . *Lexical borrowing in american sign language*. Silver Spring, MD: Linstok, 1978.

BELLETTI, A. *Generalized verb movement: aspects of verb syntax*. Turin: Rosenberg and Sellier, 1990.

216 REFERÊNCIAS BIBLIOGRÁFICAS

BELLUGI, U.; KLIMA, E. Properties of visuospatial language. Paper for *International Congress: Sign Language Research and Application, Conference*. Siegmund Prillwitz (ed.) Hamburg. March 23-25, 1990.

BELLUGI, U.; KLIMA, E.; SIPLE, P. Remembering in signs. *Cognition,* v.3, p. 93-125, 1975.

BELLUGI, U.; LILLO-MARTIN, D.; O'GRADY, L.; VANHOECK, K. The development of spatialized syntatic mechanisms in american sign language. In: EDMONDSON, W.H.; KARLSON, F. (eds.). *The Fourth International Sympsium on Sign Language Research*. Hamburg: SIGNUM-Verlag Press. 1990. p. 16-25.

BLOCH, B.; TRAGER, G.L. *Outline of linguistic analysis*. Baltimore: Linguistic Society of America/ Waverly Press. 1942.

BOBALJIK, J.D. *The syntax of verbal inflection*. Cambridge. Ph.D. Dissertation, MIT Working Papers in Linguistics, 1995.

BRAZE, D. Objects, adverbs and aspect in ASL. In: KIM, J-S.; STJEPANOVIC (eds.). *Is the logic clear? Papers in honor of Howard Lasnik*. University of Connecticut: Working Papers in Linguistics 8, p. 21-54, 1997.

BRENTARI, D. Sign language phonology. In: GOLDSMITH, J. (ed.). *The handbook of phonological theory*. Cambridge, Massachusetts: Blackwell, 1995.

BRENTARI, D. *Theoretical foundations of ASL Phonology*. Dissertation, Chicago: University of Chicago, 1990.

BRENTARI, D.; HULST, H. v. d.; KOOIJ, E. v. d.; SANDLER, W. *One over all and all over one*. (Manuscrito.)

BRESNAN, J.; MCHOMBO, S. Topic, pronoun, and agreement in Chichewa. *Language,* v.63, p.741-782. 1987.

CALLOU, D.; LEITE, Y. *Iniciação à fonética e fonologia*. Rio de Janeiro: Jorge Zahar Editor, 1990. (Coleção Letras.)

CHEN, D. *Investigation of word order acquisition in early ASL*. University of Connecticut: Manuscrito não-publicado, 1998.

CHOMSKY, N. *Syntactic structures*. The Hague: Mounton, 1957.

_____ . *Aspects of the theory of syntax*. MIT Press. Cambridge, Massachusetts, 1965.

_____ . *Lectures on government and binding*. The Pisa Lectures. Foris Publications. Dordrecht. 1981.

_____ . *Knowledge of language. Its nature, origin and use*. New York: Praeger, 1986.

_____ . A minimalist program for linguistic theory. In: HALE, K.; KEYSER, S.J. (eds.). *The view from building 20: essays in linguistics in honor of Sylvain Bromberger*. Cambridge, Massachusetts: MIT, 1993. p. 1-52.

_____ . *The minimalist program*. Cambridge, Massachusetts: MIT Press, 1995.

CHOMSKY, N.; HALLE, M. *The sound pattern of english*. New York: Harper and Row, 1968.

CHOMSKY, N.; LASNIK, H. Principles and parameters theory. In: GRUYTER, Walter de (ed.). *Syntax: an international handbook of contemporary research*. Berlim, 1993.

CLEMENTS, G. The geometry of phonological features. *Phonology Yearbook*, London, n.2, p.225-254, 1985.

DIKKEN, M.; HULST, H. v. d. Segmental hierarchitecture. In: HULST; SMITH. *Part I*, p. 1-78, 1988.

DURAND, J. (ed.). *Dependency and non-linear phonology*. London: Croom Helm, 1986.

EMMOREY, K. *Language, cognition and the brain: insights from sign language research*. Mahwah, NJ: Lawrence Erlbaum, 2002.

_____ . Repetition priming with aspect and agreement morphology in american sign language. *Journal of Psycholinguistic Sign Language,* v.20, n.5, 1991.

FELIPE, T.A. A estrutura frasal na LSCB. In: *Anais do IV Encontro Nacional da ANPOLL,* Recife, 1989.

FERREIRA-BRITO, L. Uma abordagem fonológica dos sinais da LSCB. *Espaço: Informativo Técnico-Científico do INES*, Rio de Janeiro, v.1, n.1, p.20-43, 1990.

_____ . *Integração social & educação de surdos.* Rio de Janeiro: Babel, 1993.

_____ . *Por uma gramática das línguas de sinais.* Rio de Janeiro: Tempo Brasileiro, 1995.

FERREIRA-BRITO, L.; LANGEVIN, R. Sistema Ferreira Brito-Langevin de Transcrição de Sinais. In: FERREIRA-BRITO, L. *Por uma gramática de línguas de sinais*. Rio de Janeiro: Tempo Brasileiro, 1995.

FISCHER, S. Verb inflections in american sign language and their acquisition by the deaf child. Paper presented at the *Winter Meeting of the Linguistic Society of America.* [s.l., s.n.], 1973.

_____ . Influences on verb order change in american sign language. In: LI, Charles (ed.). *Word order and word order change.* University of Texas Press. 1975.

_____ . The head parameter in ASL. In: EDMONDSON, W.H.; KARLSSON, F. (eds.). *SLR'87 Papers from The Fourth International Symposium on Sign Language Research. Lappeenranta, Finland, July 15 - 19, 1987.* SIGNUM - Verlag. Hamburg, 1990. v.10, p. 75-85.

FISCHER, S.; GOUGH, B. Verbs in american sign language. In: *SLS 18.* [s.l.,s.n.] p. 17-48., 1978.

FRIEDMAN, L. A. The manifestation of subject, object, and topic in american sign language. In: LI, Charles N. (ed.). *Word order and word order change.* Austin: University of Texas Press, 1976. p.125-148.

_____ . *On the other hand.* New York: Academic, 1977.

FRISHBERG, N. Some aspects of the historical change in american sign language. *Doctoral Dissertation*, University of California, San Diego, 1976

FROMKIN, V.; RODMAN, R. *An introduction to language*. Forth Worth: 5ª ed., Harcourt Brace Jovanovich College, 1993.

GREENBERG, J. H. *Universals of language.* Cambridge: MIT Press. 1966.

GONZÁLEZ, M. A. R. *Lenguaje de signos*. Madrid: Confederación Nacional de Sordos de España, 1992.

GUSSENHOVEN, C.; JACOBS, H. *Understanding phonology*. London: Understanding Language Series, 1998.

HALL, R.A. *An essay on language.* Filadelfia/Nova York: Chilton Books. 1968.

HALLE, M. Prolegomena to a theory of word formation. *Linguistic Inquiry*, v.4, n.1, p.3-16, 1973.

HOEMANN, H. The transparency of meaning of sign language gestures. *Sign Language Studies,* v.7, p. 151-161, 1975.

HOLMBERG, A. *Word order and syntactic features in the scandinavian languages and english.* Ph.D. Dissertation, University of Stockholm, 1986.

HULST, H. v. d. Atoms of segmental structure: components, gestures and dependency. *Phonology,* v.6, p.253-84, 1989.

_____ . Dependency relations in the phonological representation of signs. In: BOS, H.; SCHERMER, T. (ed.). *Sign language research, 1994.* Munich, Hamburg: Signum Press, 1995a. p.11-38.

_____ . Metrical phonology. *Glot International*, v.1, n.1, p.3-6, 1995b.

218 REFERÊNCIAS BIBLIOGRÁFICAS

_____ . Units in the analysis of signs. In: *Phonology 10*. Cambridge: Cambridge University, 1993. p. 209-41.

_____ . Acquisitional evidence for the phonological composition of handshapes. In: KOSTER, C.F.W. (ed.). *Proceedings of GALA,* 1995c.

_____ . On the other hand. *Lingua,* v.98, p.121-43, 1996.

JACKENDOFF, R. *X Sintax: A Study of Phrase Structure*. The MIT Press, Cambridge. Massachusetts and London, 1977.

_____ . *Patterns in the mind.* BasicBooks. Division of HarterCollins Publischers: New York, 1994.

JAKOBSON, R.; HALLE, M. *Fundamentals of language.* The Hague: Mouton, 1956.

JESPERSEN, O. *Language: its nature, development and origin.* Londres: Allen & Unwin. Johnson, Nancy A. (org.) 1922.

JORDAN, J.K.; BATTISON, R.A Referential communication experiment with foreign sign languages. *Sign Language Studies,* v.10, p.69-80, 1976.

KARNOPP, L.B. *Aquisição do parâmetro configuração de mão na Língua Brasileira de Sinais (LI-BRAS): estudo sobre quatro crianças surdas, filhas de pais surdos*. Porto Alegre, PUCRS: Dissertação de Mestrado, 1994.

_____ . Aquisição fonológica nas línguas de sinais. *Letras de Hoje,* Porto Alegre: PUCRS, v. 32, n.4, p.147-62, 1997.

KARNOPP, L.B. *Aquisição fonológica na língua brasileira de sinais: estudo longitudinal de uma criança surda*. Porto Alegre: Tese de Doutorado, PUCRS, 1999.

KEGL, J.; WILBUR, R. Where does structure stop and style begin? Syntax, morphology and phonology vs. stylistic variations in American Sign Language. *CLS,* v.12, p.376-96, 1976.

KLIMA, E.; BELLUGI, U. Wit and poetry in american sign language. *Sign Language Studies,* v.8, p.203-24, 1975.

_____ . *The signs of language*. Cambridge, MA: Harvard University, 1979.

KOIZUMI, M. *Phrase structure in minimalist syntax*. Ph.D. Dissertation, MIT [Distributed by MIT Working Papers in Linguistics], 1993.

KOOIJ, E. v. d. Contact: A phonological or a phonetic feature of signs? In: COERTS, J.; HOOP, H. (ed.). *Linguistics in the Netherlands*. Amsterdam/ Philadelphia: John Benjamins, 1997. p.109-22.

LAMPRECHT, R. R. (org.). Estudos sobre aquisição da linguagem: aspectos do português brasileiro e da língua brasileira de sinais. *Letras de Hoje,* Porto Alegre, v.32, n.4, 1997.

LANE, H. et al. Preliminaries to a distinctive feature analysis of handshapes in ASL. *Cognitive Psychology,* v.8, p.263-89, 1976.

LASNIK, H. Verbal morphology: syntactic structures meets the minimalist program. In: *Evolution and revolution in linguistic theory: essays in honor of Carlos Otero*. Georgetown. Georgetown University Press, 1995a.

_____ . The forms of sentences. In: *An invitation to cognitive science.* 2.ed. MIT Press, 1995b. v.1, p.283-309.

LIDDELL, S. *American sign language syntax*. The Hague: Mouton, 1980.

_____ . Four functions of a locus: re-examining the structure of space in ASL. In: LUCAS, Ceil (ed.). *Sign language research: theoretical issues*. Washington, DC.: Gallaudet University Press, p.1990. p.176-198.

_____ . Real, Surrogate, and Token Space: grammatical Consequences in ASL. In: EMMOREY, K.; REILLY, J. (eds.). *Language, gesture and space*. Hillsdale, NJ: Lawrence Erlbaum Associates. 1995. p.19-41.

REFERÊNCIAS BIBLIOGRÁFICAS **219**

LIDDELL, S.K. Think and believe: sequentiality in american sign language. *Language,* v.60, p.372-99, 1984.

_____ . Spatial representations in discourse: comparing spoken and signed language. *Lingua,* v.98, p.43-71, 1995.

LIDDELL, S.K.; JOHNSON R.E. American sign language compound formation processes, lexicalization and phonological remnants. *Natural Language and Linguistic Theory,* v.4, p.445-513, 1986.

_____ . American sign language: the phonological base. *Sign Language Studies,* v.64, p. 95-278, 1989.

LILLO-MARTIN, D.C. *Parameter setting: evidence from use, acquisition, and breakdown in American Sign Language.* Doctoral Dissertation. University of California, San Diego. University Microfilms International. Ann Arbor. Michigan, 1986.

_____ . *Universal grammar and american sign language.* Dordrecht, Boston, London: Kluwer, 1991.

_____ . One syntax or two? Sign language and syntactic theory. In: *Glot international.* (To appear.)

LILLO-MARTIN, D.C.; KLIMA, E. Pointing out differences: ASL Pronouns in Syntactic Theory. In: *Theorical issues in sign language research.* v.1: Linguistics. Chicago, IL.: University of Chicago Press. 1990, p. 191-210.

LOBATO, L. M. P. Sintaxe gerativa do português: da teoria padrão à regência e ligação. *Vigília,* Belo Horizonte. 1986.

LOEW, R. Learning american sign language as a first language: roles and reference. In: CACCAMISE, F.; GARRESTON, M.; BELLUGI, U. (ed.). *Proceedings of the Third National Symposium on Sign Language Research and Teaching.* Silver Spring, MD: National Association of the Deaf, 1980.

_____ . *Roles and reference in american sign language: a development perspective.* University of Minnesota: Doctoral Thesis. 1984.

LYONS, J. *Linguagem e lingüística: uma introdução.* Rio de Janeiro: Guanabara, 1987.

MANDEL, M. A. *Phonotactics and morphophonology in american sign language.* UC Bekerley: PhD dissertation, 1981.

MARENTETTE, P.F. *It's in her hands: A case study of the emergence of phonology in american sign language.* Montreal: McGill University, Department of Psychology, PHD Dissertation, 1995.

MASSINI-CAGLIARI, G.; CAGLIARI, L. C. Fonética. In: MUSSALIM, F.; BENTES, A. C. (org.). *Introdução à lingüística: domínios e fronteiras.* São Paulo: Cortez, 2001. v.1, p.105-46.

MATHUR, G. *Verb agreement as alignment in sign language.* Massachusetts Institute Technology: Ph.D. Dissertation, 2000.

MEIR, I. Syntactic-semantic interaction in israeli sign language verbs: the case of backwards verbs. In: *Sign language & linguistics.* John Benjamins & Hag Publications. 1998. v.1.

MEIER, R. *A cross-linguistic perspective on the acquisition of inflection morphology in american sign language.* University of California, San Diego and The Salk Institute for Biological Studies. April. 1980.

MATSUOKA, K. Verb raising in american sign language. *Lingua,* v.103, p.127-149, 1997.

MORI, A.C. Fonologia. In: MUSSALIM, F.; BENTES, A. C. (org.). *Introdução à lingüística: domínios e fronteiras.* São Paulo: Cortez, 2001. v.1, p.147-180.

NEIDLE, C.; KEGL, J.; BAHAN, B.; AARONS, D.; MACLAUGHLIN, D. Rightward Wh-movement in american sign language. In: BEERMAN, D.; LEBLANC. D.; RIEMSDIJK, H.v. (eds.). *Rightward movement.* Amsterdam/Philadelphia: John Benjamins Publishing Company, 1997. p.247-278.

220 REFERÊNCIAS BIBLIOGRÁFICAS

NUNES, J. Linearization of chains and phonetic realization of chain links. In: EPSTEIN; HORSTEIN (eds.). *Working minimalism.* Cambridge, Mass.: MIT, 1999.

PADDEN, C. *Interaction of morphology and syntax in ASL.* San Diego: University of California, Doctoral Dissertation , 1983.

_____ . *Interaction of morphology and syntax in american sign language.* Outstanding Dissertations in Linguistics. New York: Garland. 1988.

_____ . The relation between space and grammar in ASL verb morphology. In: *Sign language research – theorical issues.* Washington: Gallaudet University Press, 1990. p.118-132.

PADDEN, C.; PERLMUTTER, D. American Sign Language and the architecture of phonological theory. *Natural Language and Linguistic Theory,* v.5, p.335-75, 1987.

PERLMUTTER, D. Sonority and syllable structure in american sign language. *Linguistic Inquiry,* v.23, p.407-422, 1992.

PETRÔNIO, K. *Clause structure in ASL.* Ph.D. Dissertation. University of Washington, 1993.

PETRÔNIO, K., LILLO-MARTIN, D. WH movement and the spec of CP: evidence from american sign language. *Languages,* 1996.

PIKE, K. *Phonemics a technique for reducing languages to writing.* Ann Arbor: The University of Michigan Press, 1947.

POLLOCK, J.Y. Verb movement, universal grammar and the structure of IP. *Linguistic Inquiry,* v.20, n.3, Summer, p.365-424, 1989.

QUADROS, R. M. de. *Phrase structure of brazilian sign language.* Porto Alegre: PUCRS, Tese de Doutorado, 1999.

_____ . *As categorias vazias pronominais: uma análise alternativa com base na língua de sinais brasileira e reflexos no processo de aquisição.* Porto Alegre: PUCRS, Dissertação de Mestrado, 1995.

_____ . *Educação de surdos: a aquisição da linguagem.* Porto Alegre: Artmed, 1997.

RATHMANN, C.; MATHUR, G. Markedness constraints in signed languages: the case of movement. In: *Proceedings of the Eighth Conference on Laboratory Phonology, Haskins Laboratories and Yale University.* New Haven, 2002.

_____ . Is verb agreement the same cross-modally? In: MEIER, R.P.; CORNIER, K.A.; QUINTO, D.G. (eds.). *Modality and structure in signed language and spoken language.* Cambridge: Cambridge University Press. (No prelo.)

ROBINS, R. *Pequena história da lingüística.* Rio de Janeiro: Ao Livro Técnico, 1979.

ROCHA, L.C. de A. *Estruturas morfológicas do português.* Belo Horizonte: UFMG, 1998.

ROSS, J. R. *Constrains on variables in syntax.* Cambridge. Massachusetts. MIT, Doctoral Dissertation, 1967.

SANDLER, W. *Phonological representation of the sign: linearity and nonlinearity in american sign language.* Dordrecht: Foris, 1989.

_____ . The spreading hand autosegment of american sign language. *Sign Language Studies,* v.50, p.1-28, 1986.

_____ . One phonology or two? Sign language and phonological theory. *Glot International,* v.1, n.3, p.3-8, 1995.

SAUSURRE, F. de. *Curso de lingüística geral.* 20.ed. São Paulo: Cultrix, [1916], 1995.

SCHICK, B. Classifier predicates in american sign language. *International Journal of Sign Linguistics,* v.1, p.15-40, 1990.

SELKIRK, E. The Syllable. In: HULST; SMITH (eds.). *The structure of phonological representation.* Part II. Holland: Foris Publication, 1982.

REFERÊNCIAS BIBLIOGRÁFICAS **221**

SIEDLECKI, T. Jr.; BONVILLIAN, J. Location, handshape and movement: Young children's acquisition of the formational aspects of American Sign Language. *Sign Language Studies,* v.78, p.31-52, 1993.

SILVA, T.C. *Fonética e fonologia do português*. São Paulo: Contexto, 1999.

SIPLE, P. Visual constraints for sign language communication. *Sign Language Studies,* v.19, p.95-110, 1978.

SMITH, W. Evidence for Auxiliaries in taiwan sign language. In *SLR'87 Papers from The Fourth International Symposium on Sign Language Research. Lappeenranta, Finland, July 15 - 19, 1987.* v.10. SIGNUM - Verlag. Hamburg, 1990. p.211-228.

SOUZA, R.M. de. *Que palavra que te falta? Lingüística, educação e surdez*. São Paulo: Martins Fontes, 1998.

STOKOE, W.C. *Sign language structure*. Silver Spring: Linstok Press. [1960] 1978.

STOKOE, W. C. et al. *A dictionary of american sign language on linguistic principles*. 2.ed. Silver Spring, MD: Linstok, [1965] 1976.

SUPALLA, T. *Structure and acquisition of verbs of motion and location in american sign language.* University of California, San Diego, Ph.D. Dissertation, 1982.

_____ . The classifier system in ASL. In: CRAIG, C. (ed.). *Noun classes and categorization: Typological studies in language.* Philadelphia: John Benjamins Publishing Co. 1986. p.181-214.

SUPALLA, T.; NEWPORT, E. How many seats in a chair? The derivation of nouns and verbs in american sign language. In: SIPLE, P. (ed.). *Understanding language*, 1978.

UYECHI, L. The symmetry of two-handed signs in american sign language: Ms. Albuquerque, New Mexico: Linguistic Institute, 1995.

VALLI, C.; LUCAS, C. *Linguistics o american sign language: an introduction*. 2.ed. Washington, DC: Gallaudet University Press, [1992], 1995.

WILBUR, R. *American sign language: linguistic and applied dimensions.* San Diego, California: College Hill Press, 1987.

_____ . Syllables and segments: hold the movement and move the holds! In: COULTER (Ed.). *Phonetics and phonology*. Rochester, NY: Academic Press, 1993. p.135-68.

WOODWARD, J. C. Jr. Signs of change: historical variation in american sign language. *Sign Language Studies*, v.10, p.81-94, 1976.

WRIGLEY, O. *The politics of deafness*. Washington: Gallaudet University Press, 1996.